HIMMLISCHER SEX

Der Weg von Mann und Frau in die tiefe körperliche Liebe

Iris von Stosch

1. Auflage (2015)

Autor: Iris von Stosch

Umschlaggestaltung, Layout: Stefan Eisen
Umschlagmotiv: nach William Adolphe Bouguereau

Lektorat, Korrektorat: Sinntext Literaturagentur, Ina Kleinod

Printed in Germany

Verlag: tao.de in J. Kamphausen Mediengruppe GmbH, Bielefeld,
www.tao.de, eMail: info@tao.de

Bibliografische Information der Deutschen Nationalbibliothek:
Die Deutsche Nationalbibliothek verzeichnet diese Publikation in der Deutschen Nationalbibliografie; detaillierte bibliografische Daten sind im Internet über http://dnb.d-nb.de abrufbar.

ISBN Hardcover: 978-3-95802-877-7
ISBN Paperback: 978-3-95802-876-0
ISBN e-Book: 978-3-95802-878-4

Inhalt

Vorwort der Autorin

Dieses Buch richtet sich an ganz normale Männer und Frauen - an Singles genauso wie an Paare. Ihr müsst weder Seminare zur Persönlichkeitsentwicklung oder Erleuchtung besucht noch eine besondere Neigung zur Psychologie, Spiritualität oder Sexualkunde haben. Aber es schadet auch nicht. Alles, was Ihr braucht, ist einfach Interesse an sexueller Liebe - ob Euer Sex-Leben gerade aktiv ist oder nicht. Das schönste Kompliment, das ich zu meinem Buch bisher gehört habe, stammt von einer jungen Single-Frau, die zurzeit weder Partner noch Sex hat. Der Kommentar, den sie mir vor wenigen Tagen geschickt hat, lautet: "Dein Buch macht richtig Lust auf Liebe!" Das hat mich total gefreut. Wenn mein Buch auch in Euch etwas bewirken soll, dann dürft Ihr es nicht mit einem intellektuellen Anspruch lesen oder rational zu verstehen suchen. Stellt es nicht in eine Reihe netter Theorien. Das Thema, über welches wir im Folgenden miteinander reden, muss Spaß machen. Es darf meines Erachtens nicht zu lange ausgewalzt oder langweilig werden. Vor allem aber soll es Euch erreichen und berühren. Es muss Euch die körperliche Liebe wirklich nahebringen. Ihr wisst, was ich mit 'nahe' meine? Hautnah sozusagen.

Dieses Buch beschreibt das 'Liebemachen' immer wieder auf's Neue. Es kreist um das Thema und findet den Zugang immer wieder neu, immer wieder von einer anderen Seite - mal aus der männlichen, mal aus der weiblichen Perspektive. Außerdem wiederholen sich Aspekte, aber das ist pure Absicht. Die Verknüpfungen unserer Nerven im Gehirn entwickeln sich aufgrund gemachter Erfahrungen ja auch nicht gleich beim ersten Mal. Um eine Sache tiefer zu begreifen, müssen wir sie wiederholt erleben und verstehen. Das weiß ich ganz sicher aus meiner Seminararbeit. Ich wünsche mir, dass Ihr, wenn Ihr dieses Buch zu Ende gelesen habt, wirklich wisst, was mit 'Liebe machen' gemeint ist und wie es sich anfühlt, damit **Ihr** herausfinden könnt, was **Ihr** wollt. Dann können Eure Gespräche darüber - mit dem bzw. der jetzigen oder zukünftigen Partner/Partnerin - wirklich tief und ernsthaft werden. Mehr noch, sie werden Eure eigene Wahrheit widerspiegeln, weil Ihr spürt, was Euch in der Liebe wichtig ist, anstatt nur darüber nachzudenken. Das ist die Intention, das Ziel dieses Buches und im Übrigen genau dasselbe, was wir auch mit den Seminaren erreichen wollen.

Prolog

*"Hallo, mein geliebtes Mädchen.
Habe heute Nacht lange mit drei Frauen über die Liebe gesprochen – hat damit begonnen, dass sie sich über die Männer beschwert haben (ich merke immer mehr, dass ich das gar nicht so mag). Ich habe sie gleich zu Anfang gefragt, was sie ihnen, diesen Männern, denn gesagt haben? ... Vielleicht gleich, sofort, dabei ... als es begann, nicht mehr schön zu sein? Ja, Liebe, da hat sich wohl keine getraut!!!
Habe versucht, ihnen aufzuzeigen, dass wir Männer es ganz einfach nicht wissen können, wie es gut und richtig für euch Frauen ist. Woher denn auch, wenn von dort, wo wir etwas bewirken wollen, nicht die Wahrheit kommt?
Ja ja, Liebe, da gibt es noch viel zu tun! Bis Männer und Frauen miteinander Liebe leben können!"*

*"Hallo, mein Liebster.
Du hast natürlich recht damit, was Du über die Frauen sagst. Und ihr Gemecker wollen wir nicht mehr hören! Grins! Wir müssen sie nur noch davon überzeugen, dass die Männer sie wirklich hören wollen! Nicht das Gemecker, sondern die unmittelbare Resonanz auf ihr Verhalten im Bett. Hoffen wir das Beste, nämlich dass das stimmt. Die Empfindlichkeit der Männer, wenn sie sich von Frauen 'korrigiert' fühlen, habe ich auch schon öfter mitgekriegt. Aber wir lernen ja alle dazu!"*

*"Hi, meine Schöne.
Ja, es kann schon sein, dass es da bei den Männern 'Empfindlichkeiten' geben wird – mein Junior hat es mit drei Jahren auch überhaupt nicht verstanden, warum er auf einmal seinen Schnulli hergeben soll ...
Ja, Liebe, dennoch bin ich mir sicher, dass es ganz viele Männer gibt, die es können und können wollen! Und die anderen? Die haben bei einer Frau einfach nichts zu suchen! Sie würden sie sowieso nicht erreichen! Sorry, aber das ist nun mal meine Wahrheit – auch wenn sie hart klingt. Ich glaube nun mal, dass Mann die Frau erst einmal aushalten können muss, bevor er sie wirklich lieben kann!"*

Teil I

Wenn wahres Mann- und Frau-Sein die Basis für körperliche Liebe ist

1. Auf Knopfdruck Lust

Es ist ein wunderbar lauer Abend an der australischen Ostküste nahe der Grenze zwischen New South Wales und Queensland. Ich liebe dieses Klima, das Land, die warme Luft auf meiner Haut ... einfach alles hier. Vor allem zu dieser Jahreszeit, wenn in Deutschland alle frieren. Und ich genieße das Zusammensein mit Freunden, die Offenheit und das rege Interesse an den Themen 'Liebe', 'Bewusstsein', 'Spiritualität' - vor allem unsere Gespräche.

Pia und Steffen, beide knapp über 40, sind seit ungefähr 12 Jahren ein Paar. Wir sitzen am Ende eines anregenden Seminartages abends nach dem Essen zusammen. "Wir haben unser Problem erkannt und können es auf einen Punkt bringen", erzählt Steffen. "Wenn wir mal - und das kommt nicht allzu häufig vor - richtig schönen Sex hatten, dann denke ich: 'Das war jetzt richtig gut, das machen wir morgen gleich wieder!' Und weißt du, was sie denkt?" Pia ergänzt: "Das war jetzt richtig gut, das muss wieder reichen für mindestens eine Woche!"
Welch unterschiedliche Schlussfolgerungen aus der gleichen Situation gezogen werden, denke ich. Es kommt mir jedoch allzu bekannt vor. Ich kenne viele Pias. Mann und Frau haben anscheinend eine unterschiedliche Sichtweise auf die Dinge. Denn so oder so ähnlich wird dieser Unterschied ziemlich oft beschrieben. Und er beginnt nicht erst bei verschiedenartigen Schlussfolgerungen, sondern schon viel früher!

Wenn ich die beiden genauer frage, erhalte ich weitere deutlich andersartige Informationen darüber, was ihre Erfahrungen angeht. Für ihn war der Sex einfach. Er hat sich drauf gefreut und ihm fiel das 'Liebemachen' leicht. Ihn stört nur, dass es so selten passiert. Und tatsächlich könnte es noch viel einfacher und schöner sein, wenn sie es häufiger wollte und ihre Lust mehr zuließe. Nicht, dass sie es über sich ergehen lassen sollte. Wenn sie nur ihre Hemmungen, Blockaden oder was auch immer abbauen könnte und einfach mehr Spaß daran hätte ... Zumal er sicher ein einfühlsamer, liebevoller Partner ist. Das sagt sie selber.

Mich erinnert das, was Steffen sagt, an den Beginn eines meiner Seminare vor vielen Jahren. Ich hatte einen Fragebogen ausgeteilt, der etwas umfangreicher ausfiel, weil es um eine fortlaufende Gruppe über einen längeren Zeitraum ging. Es gab darin auch Fragen zum Thema Sex. Ein Mann schrieb sinngemäß, die sexuellen Unterschiede zwischen den Geschlechtern seien doch gar kein Problem, wenn die Frauen ihre Lust zulassen könnten. Wenn sie ihre Konditionierungen aus der Kindheit, die Prägungen durch die Gesellschaft, religiöse Tabus und so weiter überwinden würden. Denn, wenn **sie** in der Lage wären, endlich ihre Lust und Sinnlichkeit zu befreien, könnte der Sex mit ihnen so viel schöner sein. Das Problem wäre gelöst!

Wie viele Frauen haben das eigentlich schon gehört oder sogar selber gedacht? Pia ist eine davon. Für sie ist Sex überhaupt nicht 'einfach'. Ihre Lust würde sie gerne zulassen, wenn sie überhaupt welche finden könnte. Sie hat – natürlich – schon viel an sich und ihren Blockaden 'gearbeitet', den Schalter für Lust hat sie jedoch nicht gefunden. Sie findet es mühsam, Erregung aufzubauen. Ja, sogar anstrengend, weil ihr der Weg so weit erscheint von 'nicht-erregt' (da, wo sie ist) zu 'mindestens-orgiastisch' (da, wo sie hin soll). Und was den 'Erfolg' angeht, unzuverlässig obendrein. Es kann schnell passieren, dass sie mittendrin die Lust verliert und dann in einem Dilemma steckt. Sie will nicht abbrechen, weil sie ihn nicht enttäuschen will, und ist selbst frustriert. Sie will aber auch nicht weitermachen, weil es sich eben nicht mehr wirklich gut anfühlt. Und sie will es auch nicht 'über sich ergehen' lassen – darin sind sich beide einig. Einig sind sie sich auch darin, dass das Problem auf **ihrer** Seite liegt. Wenn sie nur mehr Lust hätte ...

Übrigens: Wenn es diesen Schalter gäbe, der bei Frauen die Lust anschaltet, einen Trick oder sogar eine Pille dafür, dann wäre der Erfinder wahrscheinlich der reichste Mann der Welt! Wahrscheinlich wäre es überhaupt ein Mann, denn heutzutage würde er in unserer westlichen Gesellschaft den Männern den allergrößten Dienst erweisen. Ob Frauen den Schalter wirklich wollen würden, wage ich zu bezweifeln. Vordergründig vielleicht, weil sich dann viele Selbstzweifel und noch viel mehr Stress von ihnen lösen könnte. Aber - wollen Frauen allen Ernstes nur 'funktionieren'? Hilft ihnen das wirklich weiter? Macht es ihre Sexualität irgendwie besser, wenn sie auf 'Knopfdruck' Lust haben?
Nun, Pia und Steffen haben sich ein paar Jahre später getrennt. Damals wussten wir alle noch zu wenig über die körperliche Liebe, aber mein Forschen im Bereich der Intimität zwischen Mann und Frau hatte dort - in Australien - längst begonnen.

Zwischenzeitlich gibt es die ersten 'Erfolge' im Hinblick auf ebendiese Pille. "Lust. Jetzt." titelt der Stern im Juni 2013. "Forscher sind dabei, Viagra für die Frau zu erschaffen". Dabei muss ihnen jedoch schnell klar geworden sein, dass "eine Pille wie Viagra, die schlichtweg dazu da ist, einen hydraulischen Apparat in Gang zu setzen, wenig nützt. Sie hilft Männern, die wollen, aber nicht können. Dass die Frau immer kann, aber manchmal einfach nicht will, muss für die männlich geprägte Wissenschaft eine erschütternde Erkenntnis gewesen sein", schreibt die Journalistin Andrea Ritter. Also ist das Gehirn die weibliche Lustzentrale und das Ziel der 'erogenen Arzneikunst'. Ob es gelingen wird, eine Pille für die Lust der Frau zu entwickeln, ist noch reichlich fraglich. Und ob sie es will, erst recht.

"Liebe,
ja, die Sache mit der Schönheit. Ich möchte Dir gerne sagen, wie ich das sehe und erlebe. Wenn ich Dich ansehe, dann ist da eine sehr attraktive Frau und – was uns Männer nochmal hinschauen lässt – es prickelt Erotik.
Aber da ist noch viel mehr. Nämlich Wärme in Deinen Augen und etwas Unsagbares, das mich zu Dir hinzieht.
Und da ist noch etwas: Der Mut, wie Du Dich den Unberechenbarkeiten des Lebens stellst. Wie Du Dein Leben in Deine Hände nimmst und damit weitergehst.
Und weil ich Dich auch schon umarmen durfte, weiß ich auch, wie gut Du Dich anfühlst.
Ohne Zweifel, dies sind einige Dinge, die Du ausdrückst und die Dich schön machen.
Manchmal jedoch, in meinem Leben, geschieht es für einen kurzen Moment lang, dass ich das Allerschönste sehen darf, was man – glaube ich – als Mensch wahrnehmen kann. Nämlich dieser kurze Augenblick, wenn alle Dinge, die uns Menschen schön machen, nicht mehr zählen und ich sehen darf, wie sich die Seelen berühren ... Das ist wahre Schönheit!
Danke, dass ich mit Dir auch schon solche Augenblicke sehen durfte!"

"Lieber,
es berührt mich sehr, was Du sagst. Und ich weiß auch, wie kostbar es ist, in dieser Tiefe gesehen zu werden. Und sich zu begegnen. Ich wünsche mir nichts mehr als das.
Nur eins noch: Mit all meinen Macken und ganz profanen Seiten gesehen und gemocht zu werden. Eigentlich möchte ich mich nämlich ganz entspannen.
Und wenn ich dann feststelle, dass ich nicht immer superperfekt und toll und wichtig sein, also auch keine Rolle spielen und mich auch nicht anstrengen muss … ist das wunderbar!
Also, ich sehe Dich und spüre Dich und Dein Lächeln, und dann fallen mir oft keine (schlauen) Worte mehr ein ... aber eine neue Frage: Würdest Du meine Seele immer noch sehen, wenn Du dieser körperlichen Anziehung zwischen uns folgen würdest?
Ich bin sehr dankbar für diese Begegnung mit dir!"

"Hallo, Du Liebe.
Ja, ganz sicher würde ich sie – Dich – genau so weiterhin sehen und spüren wollen. Denn genau da geschieht etwas ganz Besonderes – das Erleben von Körper, Geist und Seele zusammen.
Lass es mich so ausdrücken: Ich denke, so, wie unser Körper ohne seinen Geist und seine Seele sofort damit beginnen muss, sich in die Ganzheit 'Staub' (einfach Materie) aufzulösen, genauso verliert sich unsere Seele ohne Geist und Körper in die Stille des Nichts zurück. Wenn sich jedoch zwei suchende Seelen begegnen und dabei auch nur ein kleines bisschen berühren, weil – einfach so – ganz viel zusammenpasst, dann geschieht etwas Wunderbares!
Liebe wird frei, durchströmt ganz sanft aus einem undefinierbaren Zentrum heraus beide Körper, geht tief in ihre Gedanken hinein und beginnt, die beiden füreinander wach zu machen.
Ja, Du Liebe, das kann man dann sogar mit eigenen Augen in den Augen des Anderen als kleine 'Blitzlichter' sehen. Und eben das macht diesen Menschen dann für uns (Dich für mich) zum Wundervollsten, was wir sehen können – einfach unglaublich schön.
Ich denke, dies ist der wahre Moment, wo die Sinnlichkeit beginnt! Ja, ich glaube, der Geist fängt dann an, den Weg der Liebe zurück zu ihrer Quelle zu suchen – zurück in die Tiefe dieses Zentrums, wo die Seelen sich berühren.
Also, Du Liebe, darum mein sehr sicheres 'Ja'! Weil ich so verrückt bin und glaube, dass die Sinnlichkeit der wache Weg der Liebe zurück in ihren Ursprung ist! Ja, ich glaube sogar, dass ich immer mehr Deine Seele sehen könnte, wenn wir dieser körperlichen Anziehung zwischen uns folgen würden.
Ich freue mich, Dich bald wieder sehen zu dürfen!"

2. Wo die Furie herkommt

"Meine Mutter hat gemeint, man muss es halt hinnehmen, dass er ständig will. Sie hat dann beim Sex ein Buch gelesen."
(Carola)

"Es ist nichts abtörnender, als wenn ich weiß: Jetzt kommt gleich das ... und jetzt kommt gleich das ... deshalb, sagt meine Freundin, spiel ich ihm einen Orgasmus vor, dann hab ich meine Ruhe."
(Britta)

Es stimmt natürlich nicht, dass wir Frauen keine Lust haben. Wahrscheinlich nicht einmal, dass wir weniger Lust haben als die Männer. Es kommt vielleicht eher darauf an, **worauf** wir Lust haben? Das ist sicher eine bessere Spur!
Und tatsächlich ist die Frage nach der Lust der Frau noch nicht sehr alt. Es ist noch gar nicht so lange her, da interessierte sich so gut wie niemand für weibliche Lust und Sexualität. Wie viele aus der Generation unserer Mütter und Großmütter hatten nie einen Orgasmus? Und fanden das möglicherweise ganz normal. Wie viele von uns und den jüngeren Frauen tun sich schwer, einen zu kriegen?
Früher wurden die persönlichen Belange und das Lebensglück von Frauen und Mädchen generell nicht so wichtig genommen. Meine Oma zum Beispiel hatte neun Geschwister - vier Mädchen und fünf Jungs. Sie erzählte mir, dass ihr Vater zum Essen in der Bibliothek saß und selbstverständlich bedient wurde. Von den Mädchen. Die Brüder saßen im Esszimmer und wurden ebenfalls von den Mädchen bedient. Die Mädchen aßen in der Küche und wurden nicht bedient, und die Mutter saß auf der Ofenbank und aß zwischendurch etwas. Meine Großmutter wurde eine große Gerechtigkeitsfanatikerin - vor allem, was weibliche Benachteiligung anging ...
Es gibt unzählige Beispiele und Geschichten. Frag' doch mal Deine Großeltern aus der Kriegsgeneration, wenn Du noch welche hast, welche Regeln früher für das weibliche Geschlecht galten. Du wirst Dich wundern.
In der Sexualität hieß das 'eheliche Pflicht'! Es war normal, dass es

Frauen weniger Spaß machte. Es ging ja vor allem um's Kinderkriegen. Der Einfluss der Kirche war enorm, und ihr Verhütungsverbot hat dazu beigetragen, dass Frauen - wie meine Mutter - jahrelang unter inneren Konflikten und Schuldgefühlen litten. Männer hingegen sollten und sollen schon ihren Spaß haben. Wenn nicht mit der Ehefrau, dann mit einer Mätresse. Auch das hat die Katholische Kirche bei Männern eher geduldet als bei Frauen - denen sie grundsätzlich recht wenig zugestanden hat.
Der Umgang mit Frauen bis in diese Zeit hinein ist noch 'in unserem Wissen' verankert, das heißt, in den Erfahrungen unserer Mütter und Großmütter oder zumindest in dem, was sie selbst noch 'live' gehört haben. Und je weiter wir in die Geschichte zurückgehen, desto schlimmer wird's. Wir werden tatsächlich von den Erfahrungen unserer Vorfahrinnen beeinflusst und verfolgt. Jedoch anders, als es uns Therapeuten erzählen, die uns helfen wollen, unsere alten Muster aufzulösen.

Patriarchale Strukturen und alte religiöse Moralvorstellungen haben ihre frauen- und sexfeindlichen Spuren in uns hinterlassen - in Frauen und Männern! Aber, um das zu erkennen, müssen wir gar nicht erst in die Vergangenheit schauen. Wir können uns auch in der Gegenwart umsehen. In vielen uns fremden Kulturen dürfen Frauen beispielsweise nicht aus dem Haus gehen, einen Pass besitzen, einen Beruf ausüben, einen Führerschein machen oder eigene Entscheidungen treffen, ohne den Vater, Ehemann oder Bruder zu fragen. Frauen haben wenig bis fast keinen Wert, ihre Stimme gilt nichts, und ihre Sexualität wird nicht nur symbolisch, sondern in einigen Ländern - immer noch! - ganz physisch beschnitten.
Genitalbeschneidung bei Mädchen ist eins der schrecklichsten Rituale überhaupt. Aber das Schlimmste daran ist vielleicht, dass die jeweilige Tradition den Frauen selbst einredet, die weiblichen Genitalien seien 'schmutzig', sodass diese sich selbst dafür einsetzen - auch heute noch - ihre eigenen Töchter beschneiden zu lassen. Welch ein dunkles Kapitel der Gegenwart!

"Ich spüre richtig, wie darüber eine Wut in mir aufsteigt", gestand mir kürzlich eine Freundin zu diesem Thema. Diese Wut - man könnte sagen, auf jede frühere oder jetzige Benachteiligung und Beschränkung - ist jeder Frau schnell zugänglich. Ich behaupte, in jeder Frau - sozusagen im kollektiven Unterbewusstsein - sitzt ein uralter Zorn, eine feurige Ladung Kali-Energie (nach der indischen Göttin der Zerstörung). Sie fordert schäumend Rache und Strafe für all das, was Männer je Frauen und ihren Kindern angetan haben, und schaut voll Verachtung auf die Schwäche des Mannes, die ihn dazu treibt, seine körperliche Kraft zu missbrauchen. Mein australischer Lehrer Barry Long (1) nannte diese tief verwurzelte Wut 'Fiendess' - deutsch: die Furie!

Diese - unpersönliche - Energie zu verstehen, hat mir mehr geholfen als alle therapeutischen Techniken, die ich je praktiziert habe. Und - schlechte Nachrichten für Euch Männer: Sie straft und geißelt den heutigen Mann, der mit einer Frau im Bett liegt und den Beziehungsalltag mit ihr meistern will, denn er leidet im Übrigen unter der patriarchalen Gesellschaft ebenso wie wir Frauen - nur auf andere Weise.

"Hallo, mein großer Held.
Also, wir haben ja schon darüber gesprochen, dass Frauen oft zu sehr in ihren Emotionen feststecken. Ich meine damit, dass sie sich entweder dauernd beklagen, leiden, Schuld zuweisen, jammern oder meckern, erwarten, kritisieren, fordern ... (Ich glaube, ich bin mehr der zweite Typ, gell?!) Ich denke, wir dürften sogar 'erwarten', wenn die Erwartung aus unserem tiefsten entspannten Wesen heraus käme. Aber sie kommt aus der Anspannung, der eben genannten Emotionalität heraus, was ja letztlich das 'kleine Selbst' oder Ego ist. Fast jede Frau kennt das. Wir sind dann eben nicht 'zu Hause', an dem tieferen entspannten Platz unserer weiblichen Seele. Da, wo wir genau wissen, was wir wert sind und was wir wollen dürfen oder sogar wollen sollen.
In diesem Sinne sind wir Frauen – pauschal gesagt – ebenso unreif wie Ihr Männer!
Und für Euch Männer ist sie nicht einfach. Eine emotionale Frau ist die Hölle für den Mann, heißt es. Aber sie ist auch eine Herausforderung für seine Standhaftigkeit, sein Mann-Sein. Ich denke, das sehen wir ähnlich. Bleibt er stehen angesichts ihrer Giftpfeile, Blitze und emotionalen Dramen? Oder bricht er zusammen bzw. rennt weg?
Was sagt der Mann dazu, der mit solchen emotionalen Frauen zu tun hat und noch nicht davongelaufen ist?
So, mein Schatz, ich denke, ich werde Dich beschäftigen ... (Grins) ... Wenn nicht so, dann so ... (Doppelgrins!!)
Ich liebe Dich nämlich!"

"Hallo, meine ferne Schöne.
Ja, die weibliche Emotion ist für uns Männer schon eine Herausforderung. Und ja, ich bin auch der Meinung, dass Emotionen Ausdruck unseres 'kleinen Selbst' sind. Aber sie sind nun einmal da, und wenn sie uns fangen, dann sind wir auch ganz schnell darin gefangen. Das habe ich – wie Du weißt – erst vor Kurzem selbst sehr eindrücklich erlebt. Also, Liebe, auch wir Männer sind vor unserem kleinen Selbst nicht so sicher, wie wir manchmal gerne vorgeben wollen.
Aber ich stimme Dir zu. Auch wenn uns Männer eine emotionale Frau tendenziell hilflos werden lässt, bin ich doch genauso davon überzeugt, dass auch dies einen tieferen Sinn hat. Zunächst wird es für uns Männer ganz schnell schwierig, wenn sie plötzlich unvermittelt über uns hereinbricht. Ich beschreibe Dir das mal aus Männer-Sicht: Plötzlich wird unser ganzes 'Negatives' irgendwie so präsent, so dominant, dass man(n) sich

nicht einmal mehr richtig verteidigen kann. Alles, was er in solchen Situationen macht, sagt oder (noch schlimmer) nicht sagt, scheint dann nämlich irgendwie immer falsch zu sein. Er kann plötzlich scheinbar nur noch Fehler machen! Und alles, was er meint gut zu machen oder gut gemacht zu haben, alle seine Stärken, alles, was er an 'Wertvollem' in die Beziehung einbringt – kurz, all sein Bemühen um ein glückliches Zusammensein scheint irgendwie plötzlich seinen gesamten Wert verloren zu haben. Es zählt auf einmal scheinbar nur noch sein 'Negatives'.
Nimmt er die Fehde auf, dann wird das Ganze schnell zum wirklichen Drama. Und wer ist schuld? Natürlich er! Versucht er, seine Emotion 'um des lieben Frieden willens' zu zügeln, dann fühlt die Frau sich ganz schnell 'nicht ernst genommen'.

Nietzsche gab den guten Rat: 'Wenn Du zum Weibe gehst, vergiss die Peitsche nicht!' Zum einen zeigt uns dieser Spruch, dass sich Männer wohl schon vor der Emanzipation der Frau damit schwer taten, mannhaft aus ihren emotionalen Affären herauszukommen ... Zum anderen macht es uns aber auch deutlich, welcher Gefahr sich die Männer intuitiv ausgesetzt wähnen. Können sie nämlich der 'emotionalen Frau' auf Dauer nicht wirklich etwas entgegenbringen, dann droht sie ihnen, ihr Mann-Sein aufzufressen!

So, Liebe, und da sehe ich den tieferen Sinn der Sache genauso wie du. Ich denke, dass die weibliche Emotion unser Mann-Sein testet.
Ja, ich weiß, dass selbst dieses Wissen uns Männern die Sache nicht leichter macht! Denn kein Mann kann so perfekt sein, dass er zu jeder Zeit alles erfüllen kann, was Frau sich erträumt. Und die Liebe der Geliebten mit der Peitsche zu erzwingen, kann ich mir vielleicht noch als lustbringendes sexuelles Vorspiel denken, aber um wirklich Achtung und vor allem Liebe in ihr zu wecken, taugt sie, glaube ich nicht!
Ich denke, Mann-Sein hat ganz viel damit zu tun, zu sich selbst zu stehen! Zu dem zu stehen, wer und was man(n) ist! Zu den Stärken und auch zu dem, worin man(n) nicht so richtig gut ist! Und Mann-Sein heißt für mich auch, aus dem, was und wer man(n) ist, das Beste machen zu wollen! Also, ich denke, eine gute Peitsche wäre, mit allem, was man(n) ist und was man(n) geben kann, stehen zu bleiben! Sich der Situation auch mal zu stellen, ohne das aktuelle Problem lösen oder sonstwie beheben zu wollen. Sich einzugestehen, dass man(n) zwar nicht alle Probleme der Frau lösen kann, aber dennoch stark genug ist, sie in die Arme nehmen zu dürfen.

Ja, Liebe, das meine ich, wenn ich sage, dass ein Mann eine Frau erst einmal aushalten können muss, bevor er sie wirklich lieben kann!
Und, Liebe, ich möchte gerne alles tun, um dieser Aufgabe gerecht zu werden, aber ich bin nun mal leider nicht perfekt. Und so werde ich immer wieder auch deiner Emotion begegnen. Und solange ich stark genug sein werde, dich auszuhalten, werden wir zusammen immer wieder einen Weg in die Liebe finden.

Ich liebe Dich sehr!"

3. Was zwischen uns steht

"Die Frau HAT das Problem, aber der Mann IST das Problem."
(Charly)

"Frauen haben vergessen, dass sie Liebe SIND."
(Clinton Callahan)

"Das grundlegende Leiden der Frau, ihre beständige Unzufriedenheit entsteht, weil der Mann sie nicht mehr körperlich erreichen kann."
(Barry Long)

Weibliche Emotionalität verstehen

Was muss man(n) über die (weibliche) Furie wissen? Liebe Männer, ich denke, Ihr kennt die Furie. Wenn ihr ausreichend Beziehungserfahrung habt, durftet (oder musstet) ihr sie wahrscheinlich schon erleben. Sie ist die emotional geladene Kraft der Frau, die Euch im Beziehungsalltag die Hölle heiß macht und der Ihr es eigentlich nie recht machen könnt! Sie stört nicht nur die Stimmung, sondern zerstört auch all Eure Hoffnungen auf Intimität! Schon deshalb ist es wichtig, sie besser zu verstehen! Denn: Ihr kommt nicht 'um sie herum'!
Der einzige Weg - um es schon zu Beginn zu verraten - besteht darin, standhaft zu bleiben, tief durchzuatmen, auszuhalten, dazubleiben und Interesse zu zeigen - an der Frau! Oder, wie mein Ehemann damals formuliert hat: "Die einzige Chance, die wir Männer haben, ist die, die Frau durch ihre Emotionen hindurch zu lieben!" Willst Du wissen, wie? Ganz einfach, sie fühlt sich geliebt, wenn Du wissen willst, wie es ihr wirklich geht!

Stelle Dir einmal folgende Seminarübung vor: Alle Männer sitzen in einem Halbkreis. Einzeln und nacheinander stehen die Frauen aus der Gruppe auf, treten vor dem Halbkreis bis an eine Trennungslinie zwischen den Geschlechtern und sprechen über das, was ihnen mit den Männern zu schaffen macht. Sie sprechen diesmal nicht als Furie, nicht vorwurfsvoll, fordernd, nörgelnd, kritisch, spöttisch, vernichtend, anklagend und verurteilend, sondern

ruhig, aber engagiert. Sie sprechen darüber, was Frauen fehlt. Sie beklagen mangelnde Präsenz, fehlende Aufmerksamkeit und halbherziges Interesse. Sie sprechen über schlechte Kommunikation und fehlendes Engagement für Beziehung und Familie. Darüber, dass Männer die Liebe auf der Prioritätenliste frühestens an die dritte Stelle setzen. Sie meinen damit, dass die ganze (Männer-) Welt die Liebe herunterstuft und zu etwas Unwichtigem – und deshalb zur Frauensache – erklärt. Sie mögen es nicht, wie sie in den Augen von Männern wahrgenommen werden, dass sie sich unter seinem Blick nicht in ihrem Wesen erkannt, sondern nur als Sexobjekt betrachtet fühlen. Und wenn sie älter werden, gar nicht mehr angesehen werden. Sie wollen nicht ständig hören, Frauen seien zu irrational und zu schwierig. Sie leiden darunter, dass ihre Gefühle belächelt werden und ihre Anliegen als 'Zu-viel-Wollen' abgetan. Sie hassen es, wenn sich ihre Partner noch immer wie egoistische Kinder benehmen, die alle möglichen Arten von Freiräumen beanspruchen und Bedürfnisse anmelden, welche sie mal als Mutter, mal als Gespielin erfüllen sollen. Und damit nicht genug, stoßen sie sich gewaltig an männlicher Arroganz, Männerbünde und den Missbrauch von körperlicher Überlegenheit – und so weiter und so fort.
Sie hat einiges zu sagen – die Frau.
Und Du, Mann, hörst ihr zu. Du hörst tausend Gründe für die kollektive weibliche Wut, die – wie Du jetzt weißt – ihren Ursprung bereits in der kollektiven Geschichte des Frau-Seins in dieser Welt hat. Manchmal musst Du gut durchatmen, um Deine Ohren offenhalten zu können. Aber Du wirst eine Menge darüber lernen und verstehen, wie es Frauen in ihrem Leben **wirklich** geht. Etwas, wovon Männer übrigens häufig recht wenig Ahnung haben. Clinton Callahan, ein Autor und Coach, der sich viel mit authentischen Beziehungen befasst hat, sagt treffend dazu: "In einem Patriarchat Frau zu sein, ist, wie in einer weißen Gesellschaft ein Schwarzer. Die Weißen haben keine Ahnung ..."

Hinter dem Zorn der Furie – das wird deutlich – steckt purer Schmerz und die ganze Unzufriedenheit der Frau mit dem Zustand der Liebe. Da stecken ihr Leid und ihre Verzweiflung, weil sie nicht weiß, ob sie je den richtigen Mann für ihre Erlösung gefunden haben wird, und ein großer Wunsch, endlich gehört zu werden.

Wenn Du also einen Zugang zu (D)einer Frau finden willst, dann frag sie, was sie bewegt, interessiere Dich dafür, was sie interessiert, was sie glücklich macht. Und wenn Du hinter ihre Vorwürfe und Forderungen kommen willst, dann fordere sie auf, wirklich auszudrücken, was sie auf dem Herzen hat! Selbst, wenn sie es noch nicht ganz klar formulieren kann, es macht für sie einen Unterschied, dass Du sie hören willst. Denn Du schenkst ihr damit Dein Interesse und Deine Aufmerksamkeit!
Ich mache diese und ähnliche 'Männer- und Frauen-Runden' schon seit über 15 Jahren. Das, was ein Mann nach einer solchen Frauenrunde einmal zu mir sagte, trifft den Kern am besten: "Jetzt kann ich verstehen, was meine Frau mir seit 20 Jahren sagen will!"

Das Patriarchat beherrscht Männer und Frauen!

Das Patriarchat gibt es schon seit vielen Jahrhunderten. Und um es gleich zu sagen, es beherrscht Männer und Frauen in verschiedener Weise.
An dieser Stelle möchte ich dazu Clinton Callahan zu Wort kommen lassen, der (für mich) als erster seit meinem australischen Lehrer über die gleiche Tiefe der Begegnung von Mann und Frau spricht. Er beschreibt dieselbe Essenz in einer anderen, ganz wunderbaren Art. Sein Buch: "Wahre Liebe im Alltag" (2) möchte ich Dir sehr ans Herz legen. Hier ein paar Stichworte, wie er die männliche Herrschaft im Hinblick auf Frauen beschreibt:

"Unsere patriarchalische Kultur weist die folgenden Charakteristiken auf:

- Unsere Kultur wird von Männern dominiert und kontrolliert.
- Unsere Kultur ist darauf ausgerichtet, den Absichten der Männer zu dienen. Männer treffen die wichtigen Entscheidungen.
- Männer haben unsere Regierungsform, unsere Polizeimacht, unsere Streitkräfte und unser Schulsystem entworfen. [...]
- Männer definieren die Schönheitsideale für Frauen und bombardieren den weiblichen Verstand mittels zahlreicher Medienkanäle bis zum Anschlag mit diesen Definitionen.
- Männer benutzen den weiblichen Körper als Sexualobjekt für Werbungen, um den Verstand anderer Männer zu manipulieren. Was das bei Frauen bewirkt, wird nicht in Betracht gezogen.

- Frauen sind für Männer einfach ein Nischenmarkt. [...]
- Frauen wurde kürzlich das Wahlrecht im Patriarchat gewährt, doch das ist eine vollkommene Illusion von Machtgewähr, denn das Wählen an sich ist eine maskuline Form der Entscheidungsfindung. Frauen treffen keine Entscheidung durch Stimmenmehrheit von 51 Prozent. Frauen treffen von Natur aus Entscheidungen durch einvernehmlichen Beschluss. Männer wissen nicht einmal, was einvernehmlicher Beschluss ist.
- Wenn Frauen im Patriarchat Macht wollen, müssen sie erst ihre Weiblichkeit umkehren und das Spiel der Männer spielen. Um Macht oder Anerkennung zu bekommen, müssen die Frauen zu besseren 'Männern' werden als die Männer. [...]
- Frauenkultur wird von den Männern in Richtung Kinder, Wäsche, Haushalt, Einkaufen, Unterhaltung der Männer und all das gelenkt, was Männer nicht tun wollen. [...]
- Männer dominieren die Religion. Die spirituellen Lebensprobleme der Frauen werden durch Männer 'gelöst', z. B. den Papst oder den Dalai Lama.
- Das Patriarchat setzt sich fort, indem unsere Kinder durch alle Arten von Medien und unbewusst sogar durch die Frauen selbst im patriarchalischen Kontext erzogen werden.
- Im Patriarchat gibt es keinen Ort, wo Frauen ihre Stärke ausleben können, daher bieten sie ihren Körper an, um ein wenig von dem zu kriegen, was sie wollen, und um von Männern akzeptiert zu sein. [...]
- Frauen konkurrieren mit anderen Frauen, um im Patriarchat zu überleben und Liebe und Akzeptanz von Männern zu erfahren. Frauen stehen in ständigem Krieg miteinander, statt sich in einer Frauenkultur gegenseitig zu nähren und zu bestärken.
- Das Patriarchat erzeugt Krieg auf dem Planeten, weil das Patriarchat in sich nicht rund ist: Die Liebe fehlt. Frauen wissen, wie Krieg zu vermeiden ist, doch sie unternehmen diesbezüglich nichts, damit sie demonstrieren können, wie wenig Macht sie haben. Aus einer subtilen Art weiblicher Rache heraus lassen sie die Jungen auf's Schlachtfeld ziehen und sich gegenseitig umbringen.
- Frauen haben vergessen, dass sie Liebe SIND."

Clinton Callahan trifft mit seinen Worten meine Seele. Genau so wie Barry Long. Mein Lehrer, den ich in den zehn Jahren von 1993 bis 2002 praktisch jedes Jahr in Australien besuchte, sagte einmal: "Frauen sind in ihrer Essenz 100 Prozent Liebe". Es ist ihm gelungen, uns immer wieder an diese Essenz zu erinnern. Dieser Mann hat sich damals als kollektive Stimme bei uns Frauen entschuldigt für alles, was Frauen je von Männern angetan wurde. Das fand ich sehr bemerkenswert!

Die Furie lauert im Untergrund

Weil die Liebe in der Welt fehlt, kommt die Furie in einer Partnerschaft erst dann wirklich zum Vorschein, wenn die Frau liebt! Nicht, wenn ihr der Mann und ihre Beziehung egal ist, sondern erst dann, wenn dieser Mann ihr etwas bedeutet, wird die Furie wach. Wenn sie sich bereits auf ihn eingelassen hat, reagiert eine Frau unter gewissen - leider zahlreichen - Bedingungen 'emotional' negativ auf ihn. Situationen oder Gründe, die in einer Partnerschaft negative Emotionen auslösen, gibt es viele. Fast jede Frau kann auf Anhieb eine Liste der 'Vergehen' ihres jetzigen oder letzten Partners aus der Tasche ziehen - also all das benennen, worüber sie sich ärgert, was sie stört oder was ihr fehlt. Sie wird zickig, rechthaberisch, zornig, klammernd, klagend, ist beleidigt oder beleidigt selbst ... und straft ihn mit Liebesentzug. Denn nun ist der Teil in ihr wach geworden, der ahnt und sich danach sehnt, wie schön es wirklich sein könnte in der Liebe!

Also: Mann, dass sie Dich liebt, ist sozusagen der gute Aspekt der Furie! Die schlechte Seite zeigt Dir jedoch, dass Du der Mann bist, der **jetzt** da ist und der ihr ganzes 'Drama' abkriegt. Nicht die Männer, die vor Dir da waren, die sie verlassen haben, nicht die Männer in der Vergangenheit deiner Frau, die - individuell oder kollektiv - 'verantwortlich' sind für das Entstehen der Furie. Korrekt müsste ich sagen, 'zum Entstehen der Furie beigetragen haben', weil grundsätzlich niemand für die Gefühle und das daraus resultierende Verhalten eines anderen Menschen verantwortlich ist. Aber in dieser Angelegenheit hier werden nicht die 'Anderen' dafür zur Rechenschaft gezogen, sondern **Du**! Du bist es, der jetzt gerade etwas 'falsch' macht, der sich ihren Zorn jetzt zuzieht.

Als eine meiner liebsten Freundinnen ihre erste Auseinandersetzung mit ihrem jungen indischen Liebhaber hatte, machte sie ihm klar, was an seinem Verhalten gerade 'gar nicht ging'. Sie muss ihn wohl für einen Moment ziemlich angefunkelt haben. Er schaute darauf nämlich ganz entsetzt und sagte in diesem unnachahmlichen indischen Englisch: "Oh my God, now Drama start!" Der Spruch ist zu einem geflügelten Wort in unserer 'Szene' geworden. Er bringt es exakt auf den Punkt und nimmt der Furie dabei die – nicht selten wirklich zerstörerische – Schärfe. Erstaunlich finde ich immer noch, dass selbst ein junger Mann aus einer einfachen indischen Familie vom Land 'das Drama' der Furie in den Frauen kennt.

Mir scheint sogar, dass jeder Mann auf der Welt sie kennt. Zumindest dort, wo Frauen nicht vollkommen zum Schweigen gebracht werden oder wo unterwürfige Frauen ihre Söhne zu größenwahnsinnigen kleinen Prinzen erziehen.

Wütende Frauen und 'Memmen'-Söhne

Die meisten Männer in unserer westlichen Zivilisation haben ihre Erfahrungen mit dem emotionalen Verhalten der Frauen bereits in ihrer Kindheit gemacht. Sie haben die weibliche Emotionalität nicht selten bei ihren Müttern erlebt – den Frauen, von denen sie erzogen wurden. Nun leben wir in einer Zeit und in einer Gesellschaft, in der sich traditionelle Frauen- und Männerrollen seit einigen Jahrzehnten massiv verändern.

Frauen wollen nicht mehr das 'Heimchen am Herd' spielen, Männer müssen nicht mehr 'das Sagen haben'. Gerade emanzipierte Frauen wollen und müssen ihre Söhne – zumindest hierzulande – nicht mehr zu selbstherrlichen Machos erziehen. Aber auch in diesen Müttern ist eine negative weibliche Furie im Unterbewusstsein aktiv beziehungsweise schlummert darin, um bei nächster Gelegenheit loszutoben. Viele Frauen sind selbst frustriert und enttäuscht von Männern und versuchen nun – gut gemeint ist nicht gleich gut gemacht – aus ihren Söhnen 'bessere Männer' zu machen.

Der heranwachsende Sohn soll dann neuen, vermeintlich besseren Normen entsprechen, seine Rolle auf das Weibliche zugeschnitten spielen.

Als Mann soll er stets einfühlsam sein und verständnisvoll, aggressionslos und sanft, kommunikationsfreudig und jederzeit bereit, auf die weibliche Stimme zu hören, die sich in der Gefühlswelt sowieso besser auskennt als er selbst - wie eben bereits Mama ...

Es ist die Furie in der Frau, welche - unter den Zeichen einer falsch verstandenen Emanzipation - dem Sohn wie auch dem Ehemann jedes altbekannt negative männliche Verhalten austreiben will. Es ist nicht zu übersehen, dass viele Frauen schon in der Erziehung versuchen, das aggressive Potenzial im männlichen Keim zu ersticken. Sie bieten ihren Söhnen aber keine Alternative, wie diese stattdessen mit ihren Gefühlen umgehen können. Der Versuch, die unerwünschte männliche Anlage im heranwachsenden Jungen ersatzlos zu streichen, und ein definitiv fehlendes positives Männer- (Vor-) Bild tragen in der gegenwärtigen Gesellschaft so zur Verunsicherung einer ganzen männlichen Generation bei. Was früher 'typisch männlich' war, gilt nicht mehr. Was heute gelten sollte, können gerade emotionale Frauen aber bei weitem nicht vermitteln. Sie wissen es im Grunde ja selbst nicht.

Eine nicht geringe Anzahl Frauen und Mütter, die selbst nicht mit ihren Frustrationen und negativen Emotionen zurechtkommen, werden allerdings fatalerweise zu Expertinnen der 'emotionalen Druckerzeugung' und 'manipulativer Manöver'. Ihre 'Kompetenz' leben sie dann nicht selten auf Kosten der Menschen in ihrer Umgebung aus. Ganz besonders die männlichen Wesen im erreichbaren Umfeld werden pausenlos zu den Objekten der 'Verbesserung'.

Ob es die hitzige südländische 'Mama' ist, die mit ihrer oft unglaublich lauten, schrill fordernden Stimme den Mann oder Sohn zum Nachgeben zwingt, oder die kühle 'Nordin', welche mit subtiler Vereisung und tödlichem Schweigen ihr Gegenüber Schachmatt setzt - sie alle haben ihre wirksame Art und Weise, emotionale Druckmittel einzusetzen. Manch männliches Erziehungsopfer kennt von daher die weibliche 'mütterliche Art', das Gewünschte zu fordern und Unerwünschtes zu bestrafen. Als Heranwachsende haben sie meist schon das ganze Repertoire manipulativer Fähigkeiten erlebt. Sie spüren deshalb im Leben sofort, wenn - offen oder subtil - Druck auf sie ausgeübt wird.

Wir brauchen uns also nicht zu wundern über die Ambivalenz gegenüber Frauen, die eine solche Erziehung bei einem jungen Mann auslöst. Ich nenne es sein typisch männliches 'Schicksal'. Meist dauerte es lange - zu lange -, bis er weglaufen konnte! Was er natürlich auch heute noch tut. Unglücklicherweise, denn damit wird das weibliche Drama in seiner Partnerin noch weiter verstärkt.

"Hallo, Liebste.
Nichts, aber auch gar nichts würde ich lieber tun, als mit Dir zusammen die Liebe lernen!!!
Darum nein, ich will Dir nicht dabei helfen, sondern es, das Abenteuer Liebe, mit Dir zusammen so tief erleben lernen, wie es nur geht!
Denn Liebe ist immer ein Geschenk, weil sie eben niemand machen kann – sie ist gerade oder eben nicht. Und – Hand auf's Herz – ich fühle mich sehr beschenkt!

Ja, und wenn mich heute irgendjemand fragen würde, was für mich das Wesen Liebe ist, dann würde ich, ohne darüber überhaupt nachdenken zu müssen, sagen: 'die Energie der Einheit!' Denn Lieben – das ist, sich gegenseitig zu schenken, sich immer mehr dem Anderen zu schenken, bis es geschehen kann: Das Wesen Mann und das 'Wesen Frau' lösen sich auf und verschmelzen (wenn auch manchmal nur für einen kleinen Augenblick) zu dem 'Einen' – zum Wesen Liebe.

An die Liebe: 'Danke, dass Du diese Frau mit Deinen Augen zu mir blikken lässt. Ich verspreche Dir, dass sie bei mir sein darf, wie immer sie gerade ist.'

An Dich: 'Danke für jeden Augenblick, in dem Du Liebe zu mir spürst. Ich verspreche Dir, dass ich ihn nur nehmen werde, um ihn in mir stärker zu machen und ihn dann wieder an Dich zurückzugeben.'

Ja, meine Liebe, ich freue mich darauf, sie mit Dir zusammen erforschen zu dürfen. Ohne jedes weitere Versprechen, ohne Druck, ohne Erwartung, ohne irgendeine Forderung an Dich! Einfach nur zusammen Liebe (er)leben, weil sie gerade ist!
Weil ich Dich liebe!

PS: Und Du hast recht, Liebe ist keine Emotion!!"

4. Emotionen wollen verstanden werden!

"Wenn ein Gefühl nach fünf Minuten immer noch da ist, dann ist es eine Emotion."
(Clinton Callahan)

"Wer in Gefühlen schwelgen will, soll lieber Popsongs hören, als seinen Therapeuten zu nerven."
(Verfasser unbekannt)

Vom Hochschaukeln und Schuldsein

Wenn Du eine Frau bist, die nie emotional reagiert, sondern immer ruhig, gelassen und sachlich bleibt, bist Du entweder schon sehr weit entwickelt oder Du hast Deine Furie noch nicht kennengelernt. Wie dem auch sei, die meisten Frauen bewegen sich wohl zwischen diesen beiden Bildern irgendwo in der Mitte – je nach persönlicher Verfassung und aktueller Lebenssituation in Bezug auf einen Partner.
Natürlich reagieren auch Männer emotional. Sie haben aber meist 'gut gelernt', ihre Gefühle für sich zu behalten und wegzurationalisieren – oder gar nicht erst zu spüren. Oder sie suchen einen 'männlicheren' Ausdruck für ihre emotionale Ladung, z. B. wenn sie cholerisch werden. Wenn sie in einem besonderen, offeneren Umfeld leben, einem psychosozialen Beruf nachgehen, Seminare für Persönlichkeitsentwicklung besuchen oder Männergruppen, dann sind sie womöglich eher damit vertraut, ihre Gefühle zu zeigen. Das ist wichtig und wertvoll! Manche schießen dabei allerdings über das Ziel hinaus und werden zu ebensolchen emotionalen Tyrannen, wie es Frauen sein können.
Die meisten von uns – Männer und Frauen – kennen ihre negativen Emotionen, Launen und Stimmungen ganz gut. Oft begründen und verteidigen wir sie auch sehr gekonnt. Wenn wir emotional sind, suchen wir schnell einen Schuldigen. Aber vor allem dann, wenn wir uns als Opfer fühlen, sind wir so sehr im Schmerzlichen gefangen, dass es absolut wichtig wird, ein Stück Abstand dazu herzustellen. Wir können nicht blindlings allem trauen, was wir fühlen oder wonach uns gerade ist.

Nur weil es 'unsere Gefühle' sind, heißt das noch nicht, dass wir mit unserer Reaktion richtig liegen, geschweige denn recht haben. 'Echte Gefühle' - ebenso wie Körperempfindungen und Intuitionen - von 'falschen Emotionen' zu unterscheiden, ist eine wesentliche und erlernbare Fähigkeit. Es kann eine sehr mühsame 'Arbeit an uns selbst' bedeuten, zu einer echten Kompetenz in der Einschätzung der eigenen Gefühle und Emotionen zu gelangen, und es erfordert eine große Bereitschaft zur Ehrlichkeit - besonders in Beziehungen.

Emotion oder Gefühl oder Situation?

Die meisten Menschen schauen sich ihre emotionalen Reaktionen in der Partnerschaft nicht genauer an. Das heißt, sie schauen sich die Situation, um die es geht, nicht konkret an. Sie fragen sich zum Beispiel nicht tiefer: "Was ist passiert? Wodurch wurde dieses Gefühl bei mir ausgelöst? Was hat der andere tatsächlich getan? Was habe ich dazu beigetragen ...?" Das liegt daran, dass wir nicht gerne Verantwortung übernehmen. Wir wollen es oft im Grunde auch nicht wirklich wissen. Es ist unser 'kleines Selbst' - manche nennen es auch 'Ego' oder 'Box' -, das seine Komfortzone, das heißt, sein Recht-Haben ungern verlassen möchte. Es braucht tatsächlich einigen Mut und viel Engagement für unser Beziehungsleben, um mit Abstand und Ehrlichkeit auf die eigenen emotionalen Reaktionen zu blicken, statt sie dem Anderen um die Ohren zu hauen - auch gedanklich! Halte einen Moment inne, bevor Dein kleines emotionales Selbst zuschlägt! Deine Emotionen sind nämlich eigentlich genau die Signale, die Dir helfen können, Dir die Situation ehrlicher anzuschauen. Was ist geschehen? Was war wirklich los? Was sind die Tatsachen ...? Wenn Du aufrichtig damit bist, wird es dir möglich, die dahinterliegenden Gefühle wahrzunehmen und Dich zu fragen: "Wie fühle ich mich wirklich?"

Es sind tiefere (Grund-) Gefühle der Angst, Wut, Traurigkeit und Freude (manche zählen auch die Scham und die Liebe dazu), die wir dann fühlen und verstehen können, wenn es uns gelingt, sie aus einem emotionalen Chaos zu entwirren. Dann begreifen wir, worum es eigentlich geht. Vielleicht bin ich traurig, weil ich mich einsam fühle, aber ich mache meinem Partner Vorhaltungen, weil ich glaube, er sei schuld daran. Vielleicht habe ich Angst davor, mich zu öffnen, aber ich verstecke mich hinter meinen Ressentiments und Begründungen, warum es am Anderen liegt. Vielleicht bin ich wütend, weil etwas nicht in Ordnung war, aber ich nörgele lieber an meinem Partner herum, anstatt direkt zu sagen, was genau mich wütend macht. Für meine Gefühle bin immer **ich selbst** verantwortlich. Wenn ich jedoch emotionalisiere, dann denke ich mir Stories darüber aus, warum ich es nicht bin ...

Klar gefühlte und wahrgenommene Gefühle halten nicht lange an, sie 'hängen' nicht lange in unserem 'System' nach - vor allem dann, wenn wir sie bewusst und ohne Ablehnung gespürt haben. Sie sind einfach nur kraftvolle, pure Energien, die uns mehr Klarheit bringen können. Sie haben wichtige Informationen für uns, weil sie uns helfen, unser echtes inneres Anliegen oder Bedürfnis zu verstehen und auszudrücken.
Wenn ich mich traurig fühle, weil ich allein bin, habe ich möglicherweise den Wunsch nach mehr Nähe. Das versetzt mich in die Lage, mich darum zu kümmern, mehr Kontakt zu haben. Wenn ich Wut spüre, kann sie mir dabei helfen, mutiger zu mir zu stehen, mein Anliegen ehrlicher mitzuteilen oder zu lernen, 'Nein' zu sagen, wenn mir etwas nicht passt. Wenn ich meine Angst wahrnehme, spüre ich auch meine Verletzlichkeit und damit, wie kostbar mir meine Liebe ist. Es lohnt sich also für mich, mir meine eigenen emotionalen Reaktionen bewusst zu machen - es verbergen sich immer tiefere (Hinter-) Gründe und Bedürfnisse darin.

Wie wir miteinander umgehen?

Die häufigste Konfliktkonstellation besteht wohl darin, dass Männer rationaler und Frauen emotionaler sind, und daher spreche ich hauptsächlich über diese Dynamik. In manchen Beziehungen oder Situationen kehren sich die Rollen auch um, und nicht selten - wenn sich Konflikte weiter hochgeschaukelt haben - werden schließlich beide Partner heftig emotional.
Hinter Emotionen stecken fast immer die Anliegen, die es eigentlich wert sind, gehört zu werden. Das ist vor allem für Frauen wichtig zu wissen. Unser eigentliches Anliegen, also das, was wir sagen wollen, geht im emotionalen Drama regelmäßig unter.

Die meisten Männer hassen jedoch das Drama und können 'die Anliegen dahinter' deshalb nicht hören. Sie wollen die Emotionen der Frauen auch nicht hören und weisen sie deshalb gerne zurück. Sehr beliebt ist bei Männern der Spruch: "Damit habe ich nichts zu tun, das ist dein Problem!" Und wenn sie ganz schlau sind, nutzen sie dann ihr 'Psychowissen', um es argumentativ gegen die Frau zu halten. Neulich hörte ich irgendwo diesen besonders fatalen Satz: "Wen's trifft, den betrifft's!" Sag doch selbst, besser kann man sich wohl kaum eine emotionale Frau vom Halse halten, oder?

Mein Mann erzählte mir einmal davon, dass seine Ex-Partnerin ihm berichtet hätte, ihr neuer Freund sei der Meinung, sie ist zu emotional, weil sie zu viel Zeit von ihm fordert. Sie hat an der Stelle wohl ein Vaterproblem! So kann man(n) seine Abwehr gegen weibliche Forderungen natürlich auch ausdrücken, aber es trägt sicher nicht dazu bei, eine verständnisvolle Nähe zu entwickeln. Mein Mann sagte dazu, dass er früher sicher auch so reagiert hätte, inzwischen würde er jedoch anders damit umgehen - er würde beispielsweise besser sehen können, dass das Bedürfnis dieser Frau durchaus berechtigt ist. Würde der neue Freund seiner Ex-Partnerin nämlich 'stehen bleiben' und ihr Anliegen hören, dann könnte er sehen, dass ihr Wunsch nach mehr Zeit in der Partnerschaft ganz in Ordnung ist - und nicht bloß einen emotionalen Druck oder eine Forderung darstellt.
Ohne sich für die Emotionen einer Frau verantwortlich zu fühlen und vor allem, ohne ihnen klein beizugeben, kann ein Mann grundsätzlich davon ausgehen, dass, wenn seine Partnerin emotional ist, es (auch) etwas mit ihm zu tun hat - und wenn es nur das ist, dass es ihm eben auch etwas ausmacht, wenn es ihr nicht gut geht.

Als Mann übernimmst Du also nicht die Verantwortung für die Emotionen Deiner Frau, wenn Du da bleibst und wissen möchtest, was ihr Anliegen ist. Du nimmst - bildhaft gesprochen - die Hände Deiner Partnerin in Deine Hände, schaust sie an und fragst sie, was sie wirklich auf dem Herzen hat. Damit zeigst Du ihr, dass Du Dich wirklich dafür - und damit für **sie** - interessierst. Du hörst ihr einfach zu. Erinnere Dich, Du bist nicht verantwortlich! Du darfst aber auch nicht diskutieren oder Dich rechtfertigen. Es geht nur darum, ihr Anliegen zu verstehen.

Wir machen diese 'Übung' des Nachfragens in unseren Seminaren häufig, und zwar in beide Richtungen, sodass auch die Frauen den Männern die Frage stellen. Diese Praxis tut der Beziehung immens gut, weil beide sich gegenseitig signalisieren: "Du bist mir wichtig, ich möchte wissen, wie es Dir wirklich geht. Ich möchte einen Weg mit Dir finden!" Als Paar begegnen wir uns damit nicht aus verschiedenen - konträren - Positionen, wie wir es sonst gewöhnt sind, sondern vielmehr als ein Team, das erforscht, was das gemeinsame Beste sein könnte. Oder wie mein Mann es einmal ausdrückte: "Ich entscheide diese Frage nicht allein. Wir finden eine Lösung, mit der Du genauso glücklich bist wie ich!"

Also, Männer: Stehen bleiben, tief durchatmen, zuhören und tiefere, intelligente Fragen stellen!
Ich möchte aber auch betonen, dass es nur mit Frauen funktioniert, die bereit sind, an ihrer Emotionalität zu arbeiten! Da Frauen eben besonders zu den emotionaleren Ausdrucksformen tendieren - und das meiste davon unbewusst ist - liegt für die Frauen hierin auch eine besondere Aufgabe, mit den heftigen Emotionen eigenverantwortlich umzugehen. Meine Mitarbeiterinnen nennen das in ihren Frauengruppen charmant die 'italienischen Momente' ...
Von Barry Long habe ich gelernt, dass die wichtigste Aufgabe in der Entwicklung zum wahren Frau-Sein darin besteht, 'Herrin der Emotionen' zu werden. Zu der klugen, gelassenen, klaren und sensiblen Frau zu werden, die wir im Inneren eigentlich sind. Frauen können "klüger, schneller und in vielen Situationen stärker als Männer" sein, sagt Clinton Callahan, wenn sie nur in ihren Emotionen nicht so gefangen wären.
Der große Erfahrungsschatz meiner Seminare macht es offensichtlich: Frauen haben meist schneller verstanden, worum es geht. Doch sie verwenden ihr Wissen - bislang hauptsächlich - so, dass es wieder zu einer Beschwerde oder Manipulation wird.

Wenn ich Frauen in ihren emotionalen Phasen zuhöre, sehe ich, dass sie besonders zwischen Vorwürfen und Selbstzweifeln hin- und hergeworfen sind. Gerade der Selbstzweifel - manchmal verdrängt und versteckt, aber gerade dann besonders wirksam - ist die schlimmste Emotion in einer Frau, unter der sie selbst am meisten leidet. Sie verliert ihre Mitte, ihre Gelassenheit, ihre Lebendigkeit, wenn ihre Energie, ihr Glaube an sich selbst in Selbstzweifeln

gefangen bleibt. Es ist, als würde sie die Furie gegen sich selbst richten. Sie ist dann nämlich selbst an allem schuld!
Frauen sollten ihre Kraft stattdessen für die Liebe verwenden, die Quelle der Liebe in sich pflegen und ihre Vision hüten! Die Frau ist die 'Hüterin der Liebe', und diese wird gebraucht für eine echte Intimität!
Tiefe, echte Intimität entsteht nur zwischen erwachsenen Männern und erwachsenen Frauen und setzt erwachsenes Handeln voraus. Wir können nicht 'Liebe machen', wenn zwischen uns eine Menge unerlöster Emotionen und ungelöster Konflikte toben oder 'unter den Teppich gekehrt' sind. Wir können uns nicht körperlich öffnen, wenn wir über unseren Partner 'Filme laufen haben', negative Urteile fallen und Ressentiments kultivieren, die wir immer wieder bestätigen. Es kann keine Intimität entstehen, wenn wir mehr emotionalisieren als lieben - und damit die wahre Absicht unseres Zusammenseins verraten.

Als erwachsene Männer und Frauen sind wir für den Grund unseres Zusammenseins verantwortlich. Und das ist die Liebe! Wir tragen die Verantwortung für unsere Emotionen, unsere Bedürfnisse, unser Verhalten **und** für das Ergebnis, das dabei herauskommt. Wir werden und müssen nicht alles richtig machen, aber wir können uns dafür engagieren, wachsamer miteinander umzugehen. Gerade dann, wenn die Emotionen hohe Wogen schlagen. Wir können darin wachsen, uns der aktuellen Situation und unseren Gefühlen zu stellen und unser eigentliches Anliegen daraus hervortreten zu lassen, um dann angemessen und verantwortungsvoll zu handeln.
Barry Long nannte diese Ausrichtung: "der **Situation** treu sein". Eine - wie ich finde - schöne Beschreibung, aber auch eine ungewohnte. Du sagst vielleicht dazu: "den Gefühlen folgen". Damit richtest Du Dich aber eher nach Deinen auf Dich selbst bezogenen Gefühlen, nach Deinen Vorstellungen und Emotionen und letztlich nach Deinem egoistischen Selbst als danach, was die Situation erfordert. Wenn Du über Deine kleine Perspektive weiter hinauswachsen willst, kannst Du auch sagen: "der **Liebe** treu sein"! Natürlich wird sich Dein kleines, auf Dich bezogenes Selbst immer wieder zu Wort melden. Aber letztlich geht es doch darum, der Liebe in der jeweiligen Situation zu dienen, oder nicht?

"Hallo, mein Liebster.
Da sitze ich grade mit meiner Freundin und ihrer netten Nachbarin, mit Sekt, Fußbad(!) und Musik auf ihrer Dachterrasse – und das seit Stunden – genial!! Es geht mir so gut!"

"Hallo, meine Liebe.
So so, drei Frauen, Füße im Wasser und Sekt in der Hand – schlechte Zeiten für uns Männer, da haben wir wohl wieder Haare lassen müssen?
Na ja, vielleicht verlieben wir uns ja gerade deswegen immer wieder in Euch, weil wir Euch eben nicht wirklich beherrschen können!
Schön, dass Du es Dir so gut gehen lässt!!
Du bist in meinem Herzen (und selbst schuld, also sieh' auch selbst zu, wie Du da wieder herauskommst)!!!"

5. Männer haben Probleme mit Frauen

"Nörgelnde Frauen können Männer ganze Lebensjahre kosten. Laut einer Studie der Universität Kopenhagen haben Männer, die sich oft mit ihrer Partnerin streiten, ein bis zu 100 Prozent erhöhtes Sterberisiko."
(Huffington Post am 14.5.2014)

"Für den Mann ist die weibliche Furie der Emotion die Hölle auf Erden."
(Barry Long)

"Wer mit Frauen redet, deren Liebesleben gestört ist, wird immer wieder feststellen, dass Männer es sind, die die Sexualität für die Frau zum Problem gemacht haben."
(Volker van den Boom, Sexualtherapeut)

"Manchmal denke ich, wir leben nicht in einem Patriarchat, sondern in einem Teenie-Club!"
(Charly)

Männer ziehen sich zurück

Nach wie vor ist es so, dass die meisten Männer 'klassische' (Überlebens-) Strategien haben, die sie im Umgang mit Frauen anwenden. Und diese wiederum führen zu einem wahren Teufelskreis! Wie schon bei dem Thema der weiblichen Emotionen angedeutet, tendieren Männer dazu, mit ihrem Repertoire an typisch männlichen Verhaltensweisen die Emotionalität ihrer Partnerin zu fördern und zu schüren (anstatt sie zu beruhigen). Ihr Männer wisst, was ich meine? Dazu gehören folgende Taktiken: Nicht-Zuhören, Sich-Zurückziehen, In-die-Computerwelt-Abtauchen, Schweigen, Frauen-nicht-ernst-Nehmen, Frauen-Belächeln, Lügen, Ausreden, Abwehr, Sich-dumm-Stellen, Ignoranz, Verteidigung, Den-Macho-raushängen-Lassen, Frauen-Dominieren, Frauen-Niedermachen, Weggehen oder der Frau erklären, dass man(n) mit einer so anstrengenden, emotionalen Frau nicht reden kann! All das ist als Gegenspieler zur weiblichen Furie genauso verheerend und

destruktiv für die Frau, wie es für den Mann wenig bis gar nicht zielführend ist. Mit Rückzug, Abwehr und Verteidigung wollen Männer ihre Frauen nicht unglücklich, geschweige denn emotional machen, auch wenn genau dieses Verhalten - meistens geschieht es aus Unwissenheit - das Drama bloß bestärkt. Stecken sie dann mittendrin, fühlen sich Männer überwiegend hilflos und verunsichert angesichts der weiblichen Emotionalität. Frauen wiederum meinen, sie haben jedes Recht, emotional zu reagieren, wenn sich der Mann so verhält. Was wiederum ihn fertigmacht und noch tiefer in seinen Rückzug treibt - der klassische Teufelskreis!
Wir erinnern uns, zu etwa 20 Prozent - unsere Schätzung aus den Seminarerfahrungen - verläuft das 'Mann-Frau-Spiel' mit umgekehrten Rollen!

SIE macht IHM schwer zu schaffen

Wie es Männern mit Frauen in unserer Welt geht, habe ich am meisten von den Männern selbst gehört. Um das zu verdeutlichen, komme ich zur Seminar-Situation zurück und stelle Euch im Folgenden die 'männliche Seite' unserer Seminarübung vor - in diesen Runden habe ich, außer in persönlichen Gesprächen, am meisten über Männer gelernt: Einzeln und nacheinander stehen Männer auf und 'klagen ihr Leid'.
Sie sprechen aus, was ihnen zu schaffen macht. Und das ist eine Menge, liebe Frauen, Ihr könnt es mir glauben! Es ist hochinteressant, und Ihr könnt eine Menge über Männer lernen und besser verstehen. Frauen denken oft insgeheim, sie wüssten über sie Bescheid, besser als die Männer selbst! Aber das stimmt nicht. Es lohnt sich, den Männern zuzuhören! Ich habe in einer Zeitschrift gelesen, dass die Männer weniger die Frauen verstehen und mehr lieben sollten. Die Frauen dagegen sollten die Männer weniger lieben und mehr verstehen!

Die größten Schwierigkeiten der Männer mit den Frauen lassen sich ungefähr so zusammenfassen:

Das **Problem Nummer 1** besteht darin, dass der Mann den Eindruck hat, es der Frau **niemals** recht machen zu können! Sie ist nie zufrieden!

Das **Problem Nummer 2**: Sie sagt nicht klar, was sie will und macht ihm Vorwürfe, wenn er 'es' dann falsch macht. Woraufhin er es wieder mit dem Problem Nummer 1 zu tun bekommt.

Der **Punkt Nummer 3**: Der Mann soll anders sein.
Die Frau akzeptiert ihn nicht so, wie er ist, sondern will ihn ständig verändern und 'verbessern'. (Ein Teilnehmer bezeichnete es als 'das ständige Verbesserungsprogramm' der Frauen). Und wohin führt es? Wieder zu Punkt 1.

Konflikt Nummer 4: Die Frau kann sich nicht entscheiden, ob sie den harten Kerl oder den sanften, einfühlsamen Mann haben will. Sie will, dass er mit ihr redet, dass er sie versteht und ihr seine Gefühle zeigt - doch dann geht sie lieber mit dem 'Macho' ins Bett. Sie will Gleichberechtigung, aber steht auf "Shades of Grey"?

Liebe Frauen, das sind keine Kleinigkeiten. Außerdem haben auch die Männer den Eindruck, falsch verstanden und ungerecht beurteilt zu werden. Ich habe einmal einen Mann in solch einer Runde den Frauen gegenüber sagen hören: "Ihr denkt, dass nur Ihr leidet! Ihr denkt, dass nur Ihr Gefühle habt! Und Ihr denkt, dass wir weniger lieben - Euch und unsere Kinder. Das ist nicht wahr!"

Er will Dich glücklich machen!

Es klingt für mich überwiegend die Hilflosigkeit aus den Klagen der Männer. Manchmal auch Zorn und Resignation. Und manchmal sagt eine trotzige Stimme hinter der Beschwerde: "Was soll's, hat sowieso keinen Sinn, sich die Mühe zu machen ..." Das Wichtigste jedoch, was ich verstanden habe - nicht zuletzt in meinen eigenen Beziehungen - ist, dass Männer es **gut** machen wollen! Sie wollen es richtig machen, wollen die Frau mit dem, was sie tun, erreichen und zufriedenstellen. Kurz: Männer wollen ihre Partnerin glücklich machen! Sie merken es daran, dass sie strahlt, lächelt, genießt und ihm zeigt, dass er - so, wie er ist - genau 'der Richtige' für sie ist. Stimmt's? Männer, die diesen Wunsch in sich nicht (mehr) spüren, sind entweder nicht (mehr) im Kontakt mit ihrer Liebe oder schon desillusioniert und verbittert - oder vielleicht einfach noch zu jung.

Liebe Frauen, wie ich es sehe, ist dies eine der tiefsten Wahrheiten über das Wesen des Mannes, Eures Mannes, und ein Schlüssel zu seinem Verständnis. Wenn Du, Frau, davon ausgehen würdest, dass er Dich im Grunde glücklich machen will, anstatt davon auszugehen, dass er ein egoistischer Einzelkämpfer ist - selbst, wenn er sich manchmal so aufführt -, welchen Unterschied würde das für Deine Gefühle zu ihm machen? Wie anders wäre dann Dein Verhalten ihm gegenüber?

Das also ist die Botschaft an Euch Frauen: Der Mann braucht die Resonanz in der Frau. Deshalb ist es so verheerend, wenn Ihr nie zufrieden mit ihm seid. Wenn er nie 'der Richtige' für Euch sein kann. Statt Resonanz zu bekommen - eine positive Bestärkung, ein Lob oder auch nur ein Lächeln zur Begrüßung -, muss er sich nicht selten sagen lassen, dass er schon wieder nicht den Müll runtergebracht hat, nicht wahr? Und was ist, wenn er dann auch nicht 'der Richtige' im Bett ist ...?

Wann ist ein Mann ein Mann?

Wir haben uns bereits angeschaut, wie es den Frauen in dieser (Männer-) Welt geht. Und wie es aussieht, kannst Du als Mann wohl nicht erwarten - oder darauf warten -, dass Frauen Dich loben. Sie brauchen schon einen 'guten' Grund, um Dich anzuerkennen.
Der beste Grund wäre, dass Du ein ausgeglichener, starker, erwachsener, liebesfähiger und engagierter Mann bist, der sich für seine Frau und die Liebe in der Familie einsetzt. Allerdings hat die patriarchale Gesellschaft, in der Du aufgewachsen bist und lebst, dazu leider nicht viel beizutragen. Männern geht es nicht viel besser als Frauen, denn auch Männer leiden unter den Strukturen des Patriarchats.

Die vorherrschenden Ziele unserer (Männer-) Gesellschaft sind Profit und Gewinnmaximierung. Die Mittel und Wege, um dort anzukommen, reichen von Egoismus und Konkurrenzkampf bis hin zu Ausbeutung und Krieg. Daher verwundert es nicht, dass Stress, Leitungsdruck, Burn-out und sogar die Selbstmordrate, vor allem bei Männern, ansteigen.

Währenddessen kommen Werte und Sinnhaftigkeit – die wirklichen Prioritäten im Leben – mehr und mehr abhanden. Welchen ganzheitlicheren Sinn, welche tiefere Erfüllung kann es für den Mann geben, wenn sich der Zweck seines Daseins in Karriere, Konsumfähigkeit und kurzfristiger Bedürfnisbefriedigung erschöpft – und damit nicht genug, seine liebste Belohnung aus technischem Spielzeug und Erotikseiten im Internet besteht? Was ist das für eine Welt, in der Männer heranwachsen, aber nicht erwachsen werden müssen? Wie schräg wird es sich auswirken, wenn sich pubertierende Jungs Pornos auf ihr Handy laden, aber über reale Liebe und echtes 'Liebemachen' nicht informiert werden? Es gibt für jeden Typ jede Menge Statussymbole für seine Imagepflege, aber welcher junge Mann durchlebt heutzutage noch echte heroische Taten, die sein Selbstwertgefühl gesund und stark 'ausbilden' – weil es auf Liebe und menschlichen Werten gründet?

Woran kann sich ein Heranwachsender orientieren in einer Zivilisation, die gedankenlos, maßlos und unverantwortlich mit den Ressourcen der Erde umgeht? Wenn wir uns als ganze Gesellschaft – also kollektiv – so verhalten wie Kinder, die skrupellos ein Chaos produzieren und davon ausgehen, die nächsten Generationen werden es schon wieder aufräumen, müssen wir uns fragen: Wie soll der Einzelne da jemals erwachsen werden und eigenverantwortlich handeln? Woher soll also ein Mann wissen, was ein reifes, selbstverständliches und authentisches Mann-Sein bedeutet? Genau das aber braucht nicht nur die Frau in der Beziehung, das braucht auch die Welt zum Überleben.

Die Frauen sind in der Erforschung des Weiblichen – des echten Frau-Seins – schon lange auf einem Weg der Entwicklung, wenn auch mit vielen Irrungen und (Ver-) Wirrungen. Frauen haben den Vorteil, dass sie sich leichter damit tun, Unterstützung zu suchen und anzunehmen. Sie gehen in gemeinsame Lernfelder, schließen sich mit anderen Frauen und Männern zusammen. Sie trauen sich eher, auch Männern ihr Innerstes – ob schön oder schwierig – zu zeigen. Männer, als Einzelkämpfer in dieser Gesellschaft, haben es dagegen ungleich schwerer. Sie halten es für ein Versagen, sich zu offenbaren. Und sie glauben, es sei eine Schwäche, über ihre Zweifel, Unsicherheiten, aber auch über ihre Sehnsucht und ihre Herzensgefühle offen zu reden.

Dabei sind sie nicht weniger auf der Suche im Leben als Frauen. Ihre Sehnsucht nach einer glücklichen Liebesbeziehung ist die gleiche. Und was eine erfüllende Sexualität betrifft, auch die Männer wollen es wissen: Wie gelingt körperliche Intimität? Und vor allem: Wie können sie die Frauen lieben und erreichen?

Es ist vielleicht für viele ein großer, herausfordernder Schritt, Seminare zu diesen Fragen und Themen zu besuchen. Doch es hat sich gezeigt, dass es um so vieles effektiver ist, mit anderen Frauen und Männern gemeinsam zu erarbeiten, 'wie Liebe geht' und was der essenzielle Kern des Mann-Seins und des Frau-Seins ist, als es alleine herausfinden zu müssen. Ganz allein hat es im Leben noch keiner geschafft - ob Mann oder Frau. Für diese Forschungsreise müssen wir neue, geeignetere Formen finden. Denn mit unseren Fragen betreten wir neues Terrain. Um uns herum gibt es so gut wie kein Verständnis für essenzielles Mann- oder Frau-Sein, für unsere wesenhaften Unterschiede, für männliche und weibliche Aufgaben und Stärken. Es gibt kein Wissen über natürliche Weiblichkeit und authentische Männlichkeit. Wir müssen es selbst in die Hand nehmen, unsere tiefere, echte Wahrheit zu finden ...

Es wird Zeit, dass wir uns selbst entscheiden und uns bewusst ausrichten auf unser wirkliches Selbst und unsere eigentlichen Ziele. Wenn Du Dich umschaust, wirst Du in einer konsum-, lust- und leistungsorientierten Umgebung keine nützliche Anregung finden, die Dir hilft, Dein volles Potenzial als Frau oder Mann zu entdekken, kennenzulernen und zu entfalten. Du musst selbst Verantwortung für Dein Leben übernehmen, für Dich und darüber hinaus. Denn auf der Erde wird eine Liebe, die bewusste Männer und Frauen gemeinsam gestalten, dringend gebraucht.

"Liebes wunderbares Wesen!
Du bist eine starke Frau! Du stehst in der Männerwelt sicherer 'Deinen Mann' als so mancher hochdotierte, schlipstragende 'Charisma-Lächler' oder beinharte '(Betriebs-) Wirtschafts-Prügler'.
Du hast mir einmal erzählt, dass Du schnell erkannt hast, was Lehrer und andere Leute von Dir wollen und dass es leicht gute Noten gibt, wenn Du ihnen dann eben genau das gibst.

Liebe, das hast Du nicht nur für Deine Schulzeit erkannt, sondern auch für Dein späteres Leben. Das ist auch absolut okay so, denn die Welt, in der wir leben, ist eine Männerwelt, eine Pseudomänner-Welt. Eine Welt aus Krieg! Dabei kann man als 'Sieger' mitmachen oder im scheinbar Unmenschlichen untergehen. Oder man ist eine starke Frau, die weiß, wie sie auf die Männer wirkt, und gelernt hat, sie damit zu leiten – ohne dass diese auch nur im Entferntesten daran zu denken beginnen, dass hier wirklich eine Frau noch stärker und viel schlauer sein könnte als sie.

Ja, Liebe, Du kennst das 'Männer-Spiel' sehr genau! Noch mehr, ich denke, ein Teil von Dir kann schon so denken (und tut es auch). Und ich denke auch, dass Du irgendwie auch nur so diese innere Aufgabe in Dir entdecken konntest (die ich immer wieder in Dir spüren kann), hier etwas zutiefst Ausgleichendes in den Männern bewirken zu wollen. Ich weiß nicht so genau, wie bewusst Dir das selbst ist, irgendwie machst Du es jedoch. Aus Pseudo-Männern lässt Du richtige Männer entstehen.

Du bist eine sehr mutige Frau, denn das alles geht nicht ohne Wunden ab, und aus vielen Wunden bleiben viele Narben. Und für mich als Mann, der das 'Kriegsspiel' nicht mehr spielt, ist es nur einfach wunderbar, wenn ich erleben darf, wie sich Narben langsam schließen und eine wunderschöne, hingebungsvolle Vollblutfrau daraus erblüht.

Ja, Liebe, ich muss gestehen, dass ich genau dies damals, in diesem roten Hotelzimmer mit dem Abenteuerflair, verstanden habe. Ich habe damals verstanden: Bei dieser Frau habe ich keine Chance, wenn ich ihr den tollen, starken Mann zeigen will. Denn davon weiß sie mindestens so viel wie ich. Nein, der Weg zu dieser Vollblutfrau geht nur über die Liebe – sie immer wieder spüren zu lassen, dass der Mann in mir diese wundervolle Frau in ihr liebt!"

6. Der Mythos Mann

"Diese ganze männliche Kraft kombiniert mit Eurer Achtsamkeit macht Euch für mich so unwiderstehlich!"
(Maria)

Es ist wieder Winter in Deutschland. Ich schaukle in meiner Hängematte am Meer - diesmal in Thailand. Ich spüre, wie die Sonne mir guttut, welche wundervolle Wirkung sie auf meinen Körper hat. Alle Poren öffnen sich, die Muskeln lassen los, ich sinke in wohliges Sein ... tiefe Entspannung ... genussvolle Hingabe ... Ich denke, das, was die Sonne macht, kann auch der Mann vollbringen, der mich liebt! Jemand hat einmal gesagt, die Sonne sei männlich. So, wie die männliche 'Yang'-Energie in der chinesischen Philosophie. Eigentlich müsste es 'der Sonne' heißen. Denn die Sonnen-Kraft als männliches Prinzip bestrahlt und bewirkt, dass die Erde - als weibliches Prinzip oder 'Yin'-Energie - aufblüht, fruchtbar ist und lebendig. So lebendig, wie ich es eben bin.

Es ist die Natur der Sonne - und des Mannes -, diese Wirkung auf die 'Beschienenen' zu haben, vor allem, wenn die Dosis stimmt. Und ich glaube auch, es ist die natürliche Freude des Mannes, genau diese Wirkung auf die Frau zu haben. Ich glaube, er genießt das genauso wie die Frau, genauso wie ich.
Der Mann meines Herzens sieht das wohl ähnlich. Er hat mir vorhin folgende SMS geschickt:

"Hi Liebste, sieh' die Sonne, riech' das Meer, fühl' um Dich und Du weißt, wie es in mir ist, wenn ich an Dich denke ..."

Ich lehne mich träumend noch ein Stückchen weiter zurück ... und erst nach einer Weile denke ich darüber nach, wie es den Männern im (nicht nur temperaturmäßig) kalten Deutschland geht."

Was für ein Mann bist Du?

Männer haben viel zu tun. Der Druck, in einer Leistungsgesellschaft erfolgreich zu sein, ist hoch. Die Anforderungen an die Männer in der ganzen westlichen Welt sind heftig. Männer kämpfen entweder um einen Job oder sie kämpfen in ihrem Job. Sie sollen funktionieren in der Arbeitswelt, in der Wirtschaft, im täglichen Konkurrenzkampf ... Und dann? Sollen sie auch noch in der Partnerschaft funktionieren?

Ich kann's verstehen: Das Grundempfinden vieler Männer den Frauen gegenüber lautet: Ich darf nicht ... Ich kann nicht ... Aber jetzt soll ich ...! Also, wird von Dir erwartet, dass Du wieder mal mehr bringen, mehr leisten sollst? Nein, wir wissen es bereits, die Lösung liegt nicht im 'Besser-, Schneller-, Schlauer-Werden'. Der Weg besteht auch nicht darin, es den Frauen 'recht zu machen'. Der Lösungsweg führt nur über das Ankommen in der eigenen Kraft, der eigenen Mitte – bei Dir selbst. Das mag Anstrengung und Herausforderung mit sich bringen und Dich einiges kosten. Beispielsweise geht es darum, ehrlich zu sein, Dinge nicht zu wissen, Unsicherheit zuzulassen und auch schwierige Situationen auszuhalten. Nicht gewinnen zu müssen, Dein Herz offen zu lassen, auch wenn's schmerzt. Dich zu engagieren für das, was Du wirklich willst. Deine Sehnsucht zu kennen und ihr zu folgen. Den unbedarften Jungen hinter Dir zu lassen. Den Mut zu haben, der Mann zu sein oder zu werden, der Du eigentlich bist.

Es ist bereits deutlich geworden: Wer das will, muss sich heute selbst auf den Weg machen, denn die Welt wird Euch nicht darin ermutigen, zu wahren Männern zu werden. Unsere Gesellschaft fördert keine mutigen, klaren, reifen Männer, die verantwortungsbewusst in ihrem eigenen Leben stehen, sondern, um es mit den krassen Worten von Callahan zu sagen: "Das Patriarchat lässt uns Männer als intellektuell erzogene ich-bezogene kleine Jungen mit unterentwickelten Emotionen und kleingeistigen Visionen in erwachsenen, männlichen Körpern stehen."

Lasst uns die Situation einmal ganz aus der männlichen Perspektive betrachten. Ich möchte das Mann-Sein der Gegenwart hier mit den Worten meines Partners beschreiben. Er sieht sich und seine männlichen Geschlechtsgenossen einer ganzen Kaskade aufeinanderfolgender Konflikte ausgesetzt, wie er es folgendermaßen ausdrückt:

"Die Frau ist noch nicht einmal so richtig fertig damit, sich – mittels der Emanzipation – gegenüber dem Mann auf Augenhöhe zu bringen, da zeigt sich schon ein neues Problem in unserer Gesellschaft. Starke Frauen suchen verzweifelt 'richtige' Männer. Doch was ist ein 'richtiger Mann'?

Zugegeben, das ist eine nicht ganz einfache Sache. Ja, die Frauen zeigen **uns Männern** immer mehr, dass es eigentlich nichts mehr gibt, das sie nicht auch selbst können. Mehr noch, sie sind dabei, uns zu beweisen, dass sie Männer eigentlich gar nicht mehr brauchen – wenn da nicht die Liebe wäre ..., und schon stehen wir vor einem Dilemma. Wie kann ein Mann noch Mann sein, wenn die Frau schon die Nase rümpft, sobald er auch nur die Schultern hebt? Sofort rüstet sie noch weiter auf, um noch besser zu werden als er, um seine 'Fehler' noch deutlicher lächerlich zu machen.
Ja, okay, der Mann kann jetzt antworten: "Noch bin ich ihr in meiner Körperkraft überlegen. Ich kann die ärgste 'Schreigans' damit kleinmachen und so den Anderen zeigen, wer hier ab sofort wieder das Sagen hat. Ich kann versuchen, sie einfach wieder dahin zu bringen, wo sie schon immer war, nämlich 'dem Manne untertan'."
Aber führt das dazu, wirklich wieder Mann zu sein – mehr Mann als jetzt? Nein, die Magie der starken Frau hat den Mann in uns längst gefesselt – und nur das ist sein wahres Problem! Er hat die starke Frau kennen und lieben gelernt. Ihr Selbstbewusstsein törnt ihn an. Die bloße Möglichkeit, sie erobern zu können, weckt seine Fantasien.
Der Mann in uns will **sie**, und er wird nicht mehr damit aufhören, nach **ihr** zu 'rufen'.
Der Mann in Dir? Wer ist er? Und wie kannst Du ihn ihr zeigen? Noch stärker, noch schneller, noch potenter werden – und doch nie wissen, ob Du dann genügst oder vielleicht sogar verhöhnt wirst? Oder ist es vielleicht besser, nur heimlich von der starken Frau zu träumen (und nebenbei ein paar 'schwache' Frauen als Ersatz benutzen)? Dir einfach zu nehmen, was und wo Du es leicht kriegen kannst? Ja, auch das wäre eine Möglichkeit – wenn da nicht die Liebe wäre ...

Es sind also nicht die Steigerungsformen, die Abhilfe schaffen. Nicht der Schnellste, der Beste, der Potenteste ist der wirkliche Mann im Mann. Aber es ist sehr wohl **unser** männlicher Wettbewerb, auf dessen Spielfeld nun auch immer mehr die Frauen mitspielen – und gewinnen. So manche Frau ist hier der bessere Spieler als jeder Mann. Ja, die Frauen haben unser Männerspiel gut gelernt! Aber das Männerspiel ist ein Kriegsspiel. Und wenn Du genau hinschaust, beginnen Männer und Frauen irgendwie damit, sich tatsächlich gegenseitig zu 'bekriegen'. Aber auch das ist eben keine Lösung, weil … es da noch die Liebe gibt!

Tatsächlich sind wir Männer viel, viel mehr als unser Wettbewerbs- oder Kriegsspiel! Und wenn eine Frau nach den 'richtigen' Männern ruft, dann nur, weil sie das Spiel eigentlich längst satt hat. Sehnsüchtig wartet sie auf eine Gelegenheit, sich einen 'richtigen' Kerl zu holen, damit er **ihr** endlich 'aus dieser blöden Rüstung heraushilft'! Nur, Vorsicht! Keine Frau lässt sich einfach so 'ausziehen'! Du stehst also prompt vor dem nächsten Dilemma! Sie trägt diese Rüstung nämlich nur aus einem Grund: Der Mann hat – kollektiv wie persönlich – das Spiel irgendwann begonnen! Weil er auf ihr leises Rufen nicht hören wollte, wurde sie immer lauter.
Als Antwort darauf hat er ihr sein Spiel einfach aufgedrängt. Und was machte **sie**? Richtig: Sie hat mitgespielt – und ehrlich, was blieb ihr denn anderes übrig? Schließlich wurde sie besser und besser darin.
Frauen können heute genauso gut siegen wie Männer! Nur tragen sie ihre Rüstungen nicht, weil sie daran so sehr Gefallen finden! Nein, sie kennen die Kraft der Männer als Gewalt – das ist der Grund für ihren Panzer! Aber in den schrecklichen Männerrüstungen stecken Vollblutfrauen! Ihr größter Wunsch ist, endlich ganz 'Frau' zu sein und ihre Weiblichkeit zu leben. Dafür wiederum suchen, brauchen und wollen sie uns Männer! Deshalb müssen wir ihnen erst etwas beweisen, nämlich, dass wir auch echte Männer sind, und nicht nur solche, die 'Männer' spielen! Und jetzt fragt Ihr Euch – Männer – wie das geht?

Benutzt Eure Kraft **für** die Frauen. Tragt sie – aber **mit** ihrer ganzen Rüstung. Ihr – und die Männer vor Euch – habt ihnen ihre Panzer und Schilde ja letztendlich selbst aufgedrängt, sie gehören also Euch und nicht den Frauen! Haltet die Frauen so aus, wie sie gera-

de sind, wie Ihr sie gemacht habt: stark, gefährlich und (anders) potent! Zeigt Ihnen, dass sie all das sein dürfen, während Ihr sie nicht bekämpft, Euch nicht mit Ihnen messt, sondern Eure Waffen ablegt!
Vielmehr fördert und stützt die Frauen in dem, was sie tun. Was daraus wächst? Hoffnung! Und Vertrauen **in uns Männer**.
Wenn sich Frauen nicht mehr vor (männlichen) Gefahren schützen müssen, können sie wieder auf die wahre männliche Kraft hoffen und mehr und mehr 'schwach werden'! Und was tust Du – Mann –, wenn die Frau 'schwach wird'? Dann musst Du Deine Rüstung ablegen! Du musst Dich zeigen, wie Du in Deiner Tiefe wirklich bist! Zeigen, dass auch Du vertrauen kannst – auf Dich selbst, weil Du so bist, wie Du bist! Und auf Deine innere Kraft, die Dir zeigt, dass Du so absolut **richtig** bist! Erst dann verschwindet die tief verwurzelte Angst in Deiner Frau Stück für Stück und macht auch in ihr Platz für Vertrauen! Langsam wird sie ihre Anspannung loslassen können und weicher werden! Sie wird sich öffnen für Deine Stärke und das Abenteuer, welches Du ihr nun schenken darfst!"

Frauen brauchen Männer!

Auch wenn wir es möglicherweise nicht gern zugeben, wir Frauen warten und hoffen auf Euch. Wir wollen "aus unserer Rüstung aussteigen", und dazu brauchen wir Euch, die wahren, die 'richtigen' Männer. Es ist sogar so, dass das 'Wesen Frau' – das weibliche Prinzip auf der Erde – den Mann braucht, will und sucht ... und ihn herausfordert. Allerdings drückt sich dieses größere Prinzip noch unbewusst in der einzelnen Frau als ihre Suche nach dem Traumprinzen aus. Ich behaupte, jede Frau sucht im Grunde ihren Retter, Helden, Befreier, Traummann – ganz egal, wie emanzipiert oder abgeklärt sie ist.
Warum, denkt Ihr Männer, wollen Frauen Euch andauernd verbessern? Was, denkt Ihr, ist die wahre Ursache für ihre Unzufriedenheit? Sie suchen den Ritter, den König in Euch! Sie suchen ihren 'Mister Right'. Sie **wissen** – wenn auch nicht bewusst –, dass es ihn gibt. Was sie aber noch nicht wissen, ist, dass 'er' – der Ritter, Held und König – das männliche Prinzip ist, welches in Euch steckt, in jedem einzelnen Mann. Barry Long nannte ihn 'The Noble Man'. Clinton Callahan nennt ihn den 'Archetypischen Mann'.

Was können Frauen tun, um ihm zu begegnen?
In der Frau gibt es eine Ahnung, ein verborgenes Wissen darum, dass ein riesiges Potenzial in der Liebe schlummert. Auch, wenn sie es (noch) nicht formulieren kann, spürt sie eine tiefe Sehnsucht in sich danach, mehr Frau zu sein, das heißt, mehr Weichheit, mehr Hingabe, mehr Weiblichkeit zu (er-) leben. Sie will sich mehr als Frau fühlen, spürt aber, dass sie es nicht alleine tun kann. Darin liegt der eigentliche Grund für ihre Unzufriedenheit. Diese Sehnsucht steckt hinter ihrem ständigen Wollen, welches sie - auch das zumeist unbewusst - antreibt, ihren Mann (oder Sohn) zu diesem 'Prinzen' zu machen. Vielleicht kann sie in gewisser Weise gar nichts dafür tun, denn die Macher, die Aktiven, Handelnden, seid Ihr - das männliche Prinzip.

Von Barry Long habe ich gehört, dass das männliche Prinzip zu 90 Prozent aus Liebe besteht. Aber die fehlenden zehn Prozent bestehen aus seinem Handeln, seinem Tun. Ein Mann muss etwas zu tun haben! Das ist seine Natur. Das ist ein wichtiger Schlüssel zur Männlichkeit. Was aber ist diese ganz wesentliche Aufgabe des Mannes?
Barry Long erzählte uns damals dazu eine Geschichte - den Mythos von dem griechischen Bildhauer, der einen wunderschönen Marmorblock kaufte. Er sah bereits das schöne weibliche Wesen darin, welches er aus diesem Marmor 'herausschälen' wollte. Und das tat er dann, Tag für Tag, sogar Nacht für Nacht. Er aß kaum mehr etwas, er schlief kaum noch, und wenn, dann zu ihren Füßen. Seine ganze Kraft, Ausrichtung und Liebe richtete sich darauf, die wundervolle Frau, die in dem Marmor steckte, herauszuholen und sichtbar zu machen. Das war seine Aufgabe, und er gab sich ganz hinein. Schließlich, eines Abends oder Morgens, war es ihm gelungen. Da stand sie, die Frau, so wunderschön, wie er sie erahnt hatte, und er spürte seine ganze Liebe für sie. In dieser Liebe umarmte er sie ..., und plötzlich wurde der Stein ganz warm und weich. Sie schlang ihre Arme um ihn. Sie war lebendig geworden!

Diese Geschichte ist zwar ein Mythos, aber manchmal - gerade hier in meiner Hängematte, wo ich mich so erwärmt, weich und entspannt fühle - denke ich, wir Frauen sind doch meistens ebenso hart und kühl wie der Marmor - wir Frauen in dieser Zeit!

Wir sind stark, taff, unabhängig. Wir brauchen die Männer nicht (mehr). Wir verdienen unser Geld selbst, wir erziehen unsere Kinder alleine, wir können Auto fahren (meine Mutter zum Beispiel hat noch keinen Führerschein) und uns überall frei bewegen - na ja, fast überall. Und ehrlich gesagt, leben wir auch lieber alleine als in einer unbefriedigenden Partnerschaft, womöglich auf Küche, Kinder und Altenpflege reduziert, mit einem desinteressierten oder uninteressanten Mann neben uns.

Tatsächlich: Äußerlich gesehen, brauchen wir die Männer wirklich nicht. Auch wenn sie zugegebenermaßen manchmal ganz praktisch sind. Aber diese Marmor-Frau-Geschichte erzählt uns von etwas anderem. Ich glaube, sie drückt sehr tief unsere wirkliche Sehnsucht aus. Deshalb ist es gut, wenn wir uns die Frage stellen, ob wir noch daran glauben!

Die Wahrheit über den Märchenprinzen

Wer ist der Bildhauer, der uns aus unserem Marmorblock befreit? Und wo finden wir ihn? Oder besser gesagt, wie findet er uns? Im Internet vielleicht? Oder beim Speed-Dating - wo Frauen ab 45 immer in der Überzahl sind!? "Eher auf Frauenparkplätzen!", sagte eine Freundin neulich ironisch zu mir. "Es gibt keine guten Männer!", beklagen sich viele Frauen, die die Hoffnung auf einen 'Richtigen' inzwischen schon fast verloren haben. Könnte es sein, dass heutige Frauen einfach zu anspruchsvoll sind? Oberflächlich gesehen, mag es vielleicht so scheinen, aber in der Tiefe einer Frau: Nein!

Frauen sind deshalb so unglücklich, weil unsere Gesellschaft keine solchen Männer (mehr) hervorbringt. Im Gegenteil, Frauen sollen sich heute selbst anstrengen, selbst alles erreichen, was sie sich wünschen. Sie müssen selbst dafür sorgen, dass sie begehrenswert genug sind (und bleiben). Sie müssen selbst etwas dafür tun, Männer zu finden und zu erobern. Nur, was finden sie überwiegend? Männer, die keine Männer sind, sondern Jungs, die nur ein bisschen spielen wollen. Was bleibt Frauen übrig? Sie 'spielen' also mit ...

Ich erlebte vor vielen Jahren eine damals erst 20-jährige Frau in einem meiner Seminare. Ihre größte Sorge war es - obwohl es absolut keinen Grund dafür gab -, letztlich keinen Mann zu bekommen, wenn sie nicht bereit war, mit ihm in's Bett zu gehen, sobald er es wollte. Ihre Erfahrung hatte ihr gezeigt, dass der Mann zu einer anderen Frau ging, wenn sie ihm diesen Wunsch nicht erfüllte. Sie glaubte, Sex sei der einzige Weg, um ihn zu halten. Natürlich funktionierte das nicht. Das Spiel beginnt also sehr früh, im Grunde schon, sobald sich die Frau verfügbar macht. Meiner Meinung nach ist genau das das falsche Spiel. Nicht, weil es unmoralisch wäre, sondern weil es die Frau in die falsche Richtung lenkt. Weil es sie nicht in ihr Frau-Sein führt.

Ich glaube, dass jedes kleines Mädchen das Märchen von dem Prinzen auf dem weißen Pferd, der kommt und sie rettet, intuitiv träumt. Einfach, weil es im Kern eine wahre Botschaft enthält. Es gibt irgendwo auf der Erde den Ritter, der ihr etwas geben kann, was keine Süßigkeiten oder 100 Paar Schuhe je ersetzen können.
Es ist seine männliche Kraft - als Liebe -, die sie wirklich zu der Frau macht, die sie ist. In diesem Sinne 'rettet' er sie.
Frauen suchen so verzweifelt nach dieser Liebe, und ich kenne viele Frauen, die fast alles tun, fast für alles zu haben sind, um ein bisschen Liebe zu bekommen. Sie fallen solange auf jedes primitive Lockangebot herein und auf jedes falsche (Ver-)Sprechen von Liebe, bis sie nach Jahren der Enttäuschungen völlig verbittern. Wenn sie schließlich nur noch Ressentiments und Misstrauen empfinden, geschieht es nicht selten, dass sie die Idee von der Liebe ganz aufgeben. "Gebt nicht auf, bitte!", möchte ich ihnen zurufen aus meiner Hängematte heraus. "Es gibt ihn, ich weiß es! Er ist das Wesen Mann in jedem Mann!" Ich habe ihn kennengelernt, schon öfter!

7. Der Mythos Frau

> *"Wieso wurde das Projekt Frau so an die Wand gefahren? Da muss doch irgendwas die Frauen zutiefst verschreckt haben, dass sie sich heute als Männer tarnen"...*
>
> *..."Und dann werden wir sie sicher wiederfinden: Die verloren gegangene Frau... Die Männer werden ihre Waffen senken, und die Frauen werden ihre ursprüngliche Kraft wieder spüren, die da heißt: Heilung, Wachstum, Friede, Liebe."*
> *(Johannes Galli)*

Dieses Kapitel habe ich besonders für Euch Frauen geschrieben, aber auch für die Männer, glaube ich, werden die nachfolgenden Gedanken wichtig sein.

Zum einen, ja, ich weiß, es gibt den 'Märchenprinz', nach dem viele von Euch Frauen mehr oder weniger bewusst suchen. Ich habe Euch auch gesagt, dass er in jedem Mann zu finden ist, nämlich in seiner männlichen Essenz - welche sein männliches Wesen ist. Aber es ist inzwischen auch klar geworden, wie verwirrt, frustriert und verzweifelt viele Frauen heute sind. Ihr seid – kollektiv gesehen – zu taff und hart geworden in unserer Zeit. Ihr ruht weniger in Euch selber und orientiert Euch oftmals an den falschen Werten. Liebe Frauen, Wie könnt Ihr dann wissen, was Ihr in der Liebe wollt und die 'richtigen' Weichen dafür stellen?

Ihr müsst Euch klar machen, wie sehr Ihr in Euren Erwartungen, Forderungen, Vorstellungen, wie Ihr ihn Euch 'backen' wollt, Enttäuschungen, weil es so nicht klappt, Ressentiments, Rückzug und Zweifeln an Euch selber feststeckt. So sehr, dass ich mich manchmal frage, ob Ihr ihn überhaupt erkennen würdet, wenn er an Eure Tür klopft. Anders gefragt, seid Ihr denn in dem Fall zuhause? Damit meine ich: zuhause in Eurer weiblichen Essenz? Und wisst Ihr heute noch genug darüber, was es - für Euch - heißt, ganz und gar Frau zu sein und als diese Frau einem Mann zu begegnen?
Oder ist es schon mal vorgekommen, dass ein Bildhauer stundenlang an diesem Marmorblock gearbeitet hat und am Ende keine

Frau zum Vorschein kam ... oder ein Ritter, sich bis zum Schlafzimmer der Prinzessin durchgekämpft hat, und es war keine da? Weil sie gerade woanders in der Welt unterwegs war und Wichtigeres zu tun hatte? Weil sie, wie viele Frauen heute, gar nicht wusste, was sie wirklich will?

Meiner Meinung nach, kannst Du, die individuelle Frau und Leserin, das nur wissen, wenn Du selber genug Zugang zu Deinem weiblichen Inneren hast. Ich erwarte nicht, dass Du als Frau heute Deine ganze essenzielle weibliche Energie im Alltag, im Job, in der Partnerschaft voll auslebst. Ich stelle nur die Frage, ob Du das Gefühl, Frau zu sein in Dir selber deutlich genug spürst, oder vielleicht eine Ahnung von archetypischer Weiblichkeit hast. Ob Du weißt, dass Du das weibliche Wesen, die (echte?) Prinzessin **bist**? Denn Du solltest wissen, dass dieses weibliche Wesen in den meisten von uns ziemlich tief vergraben ist!

Nach meiner Erfahrung spüren die Frauen in meinen Seminaren oftmals und reihum sehr schnell, was mit dem 'Female', dem Wesen Frau gemeint ist. Anders als eine Idee von 'neuer Weiblichkeit', welche eben nur ein schönes Konzept ist, fühlen meine Teilnehmerinnen die Essenz des Frau-Seins tatsächlich und unmittelbar in sich, weil sie diese Essenz, wenn **'Sie'** angesprochen und gewürdigt wird, fast sofort spüren können. Wie das geschieht musst Du erleben. Bei uns im Seminar wird das weibliche Wesen in jeder einzelnen Frau angesprochen und bestärkt. **'Sie'** fühlt sich gesehen, blüht mehr und mehr auf und zeigt sich, besonders dann, wenn sie – in angeleiteten Schritten – von Männern wahrgenommen und wertgeschätzt wird. Dann sehe ich die Frauen - jedes mal - reihenweise erstrahlen ...

Aber was ist mit Dir und all den Frauen im normalen Alltagsleben? Anforderungen, Stress und patriarchale Strukturen machen Druck von außen, Sehnsüchte, Emotionen und eine frustrierte Furie übertönen das 'Female' im Inneren? Wie viele Frauen haben heute noch Verbindung zu ihrer Essenz? Kannst Du den Zugang zu Deiner weiblichen Seite im hektischen (Beziehungs-)Alltag überhaupt noch finden? Oder steckt Du, wie alle anderen, mehr oder weniger fest in Deinem 'Marmorblock' und in den Rollen, die Dir die Gesellschaft anbietet?

„Gibt's noch Frauen?" fragt dazu passend und provokativ Johannes Galli (3), Clown, Philosoph und Autor. Wenn wir, seinem Gedanken folgend, auf die kollektiven Bilder einer längst vergangenen Zeit schauen, tauchen Eindrücke von der damaligen Rolle der Frau auf. Ob diese Bilder so stimmen oder nicht, sie beschreiben das weibliche Wesen, das archetypische Frau-Sein auf ganz inspirierende Weise: „Während die Männer (in der Antike) in Kämpfe und philosophische und politische Diskussionen verwikkelt waren, lebten die Frauen ihrer Natur nach in Anmut, Schönheit, Demut und Hingabelust." Johannes Galli schwärmt von der Frau von damals in ihrer ganzen blühenden Weiblichkeit. „Man konnte sie stundenlang anschauen. [...] Und ihr Duft [...] erhob die Seele." Aber noch mehr: „Ihre Ausstrahlung bewirkte Heilung. Sie war Meisterin in der Hygiene, in der Medizin und natürlich in der Erotik." Die Frauen wussten alle Geheimnisse. Sie lebten ihre Schönheit, ihre Künste, ihre Magie. Und in den Tempeln, sagt er, gab es Priesterinnen, die mit magischen Fähigkeiten die Geschicke ganzer Völker lenkten.

Beim Blick in die Antike fällt auf, dass es damals die verschiedensten weiblichen Göttinnen gab, die den Wert des Frau-Seins zum Ausdruck brachten. Sie taten das, indem sie die weiblichen Prinzipien auf der himmlischen Seite verkörperten. Sie standen für Weisheit, magische Kräfte und Kunst, für Fruchtbarkeit, Sinnlichkeit, Schönheit und Liebe, sie wurden verehrt als die Hüterinnen des Hauses, des Frühlings, der Morgenröte und der Unterwelt. Sie waren die Vertreterinnen der Frauen im Himmel!

An diesen Bildern kann man erkennen, dass die Frauen in jener Zeit wohl genauso wichtig und wertvoll waren wie die Männer. Das Weibliche hatte noch (s)einen Platz in der Welt. Wie es die Geschichte lehrt, hatte es den aber nicht allzu lange. Irgendwann schlug das Mittelalter zu. Die Männer organisierten sich und übernahmen die Vorherrschaft in der Gesellschaft, und die Kirche übernahm die Vernichtung der Frau. Weise Frauen, Heilerinnen, Magierinnen wurden verleumdet, bekämpft, gefoltert und verbrannt. Die Frauen hatten ihren empathischen, heilerischen, intuitiven und spirituellen Fähigkeiten vertraut, aber vergessen, „dass übersinnliche Kräfte keine wirksame Macht im Kampf gegen geistlose Männer darstellen".

Und diese, vertreten durch die Inquisition, fühlten sich bedroht und schlugen jetzt zu. Nichts von all den unkontrollierbaren, weiblichen Kräften sollte bestehen bleiben. Dasselbe galt auch für den Himmel. Von den verschiedensten weiblichen Vorbildern blieb am Ende nur noch Maria übrig - bei der kirchlicherseits darauf bestanden wurde, dass sie unbefleckt und sexlos blieb. War das das Ziel? Das andersartige, starke und sinnliche Wesen Frau musste ausgelöscht werden?

Ihr Frauen könnt heute noch den kollektiven Schmerz der Hexenverbrennung in Euch spüren, er ist gut gespeichert im weiblichen Unterbewusstsein, in der Furie. Ich weiß es von mir selber, und es wundert mich nicht, dass ich die Wut und den Schrecken und vielleicht auch das Trauma von damals auf gewisse Art nachfühlen kann. Johannes Galli ist der Meinung, dass die Verfolgung der Frauen das weibliche Wesen so erschüttert hat, dass **'Sie'** sich bis heute nicht davon erholt hat.
Dem stimme ich zu, es muss die Frauen zutiefst verschreckt und kollektiv traumatisiert haben. Mit so einem wahnsinns Schmerz in der Geschichte ist es doch kein Wunder, meint er, dass sich die Frauen heute weiter verstecken und so tun, als ob sie Männer wären. Sie haben wohl eine unbewusste panische Angst, die Schmerzen könnten sich wiederholen.

Deshalb taucht das wahre weibliche Wesen heute selten mehr von selber auf. Es versteckt und tarnt sich, könne man sagen, hinter allen möglichen (falschen, oberflächlichen, zickigen, überempfindlichen, schrillen, oder langweiligen, Spielchen-spielenden) Frauenrollen, die nicht **'Sie'** selber sind. „Wieso wurde das Projekt Frau so an die Wand gefahren" lautete Johannes Galli's Eingangsfrage. Was er heute sieht, beschreibt er als: „die brave Hausfrau - belanglos bis zur Unkenntlichkeit verstellt. Die freche Zicke – eine unerträgliche Dauerprovokation. Das verletzte Sensibelchen – untätig bis zur Gestaltlosigkeit. Die spirituelle Tranfunzel – Erleuchtungsmantren nachplappernd, ohne je einen eigenen Gedanken gefasst zu haben". Böse Worte, aber mit Liebe für die wahre Frau geschrieben!
Und ich denke, er hat Recht. Schaut Euch nur mal unsere heutigen Heldinnen und Vorbilder an! Würde man die Welt von außen - quasi vom Mars - betrachten, müsste man sich wundern, wer am

meisten verehrt, beklatscht und bewundert wird und am meisten Geld für sein Verhalten verdient. Das sind unsere Göttinnen heute: Schauspielerinnen, It-Girls und Models! Erschöpft sich unser Wissen über Weiblichkeit heute in der Gestalt einer Paris Hilton?

Ich glaube, das weibliche Wesen ist - in anderen Worten – tief in den Dornröschenschlaf gefallen! Es ist ein ziemlich zutreffendes Bild, meine ich. Wir Frauen im Dornröschenschlaf – oder im Marmorblock - haben vergessen, wer wir sind. Es ist folglich bitter nötig, dass wir uns erinnern. „Eine Frau beginnt im Inneren", weiß Johannes Galli. Wir müssen erkennen, dass unser eigentliches wundervolles weibliches Wesen dort im Tiefschlaf liegt. Und dass wir wieder zu unserem ganzen Frau-Sein aufwachen wollen! Denn erst wenn wir selber unsere ureigene essenzielle Weiblichkeit leben wollen und bereit sind, als Frau erweckt zu werden, können wir dem Ritter erlauben, die Dornenhecke zu durchbrechen, damit er uns wachküssen kann. Wenn nicht, werden wir seine Botschaft nicht verstehen, sein Bemühen nicht kapieren und sein Rittertum wird an uns abprallen, weil wir uns 'alleine in den Mantel helfen können'. (An diesem Punkt kann uns nämlich eine missverstandene Emanzipation auch nicht weiter helfen). Bevor wir also das archetypische Weibliche in uns nicht zumindest wieder erahnen, kann uns auch kein echter Mann und Ritter finden, erkennen und verehren. Wir müssen seine Ritterschaft zumindest erleben wollen!

Dadurch bekommt er die Chance ... Und das 'Female' kommt wieder in die Welt!

"Danke, mein Liebster, für Dein nächtliches Engagement für mich und uns und für die Liebe.
Seit gestern scheint wieder die Sonne hier und es geht mir wieder richtig gut!

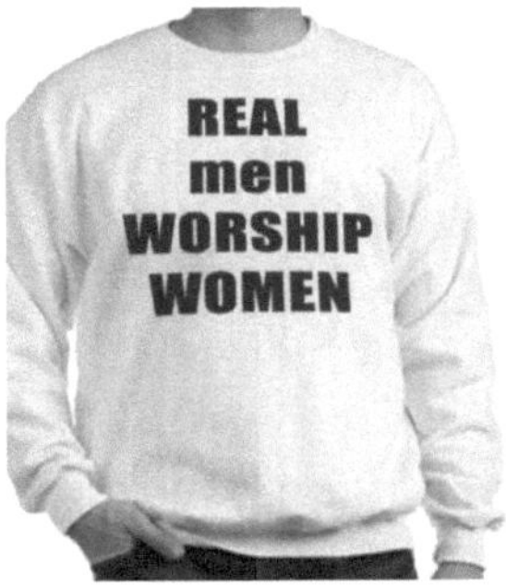

Hab da also gleich noch was für Dich:
Wie gefällt Dir das?
Da steht: 'Echte Männer verehren Frauen.'
Noch besser würde es mir sogar gefallen, wenn da 'Woman' stehen würde statt 'Women', 'Frau' statt 'Frauen'. Das hieße dann: Echte Männer verehren die Frau. Sie verehren das Weibliche, die Frau in der Frau. Nicht die persönliche Frau, die Person in der Frau. Verstehst Du, was ich meine?
Manche Frauen meinen dann allerdings, wenn Männer die Frau verehren, statt sie persönlich, dann können diese Männer nicht treu sein, weil sie dann alle Frauen verehren würden. Das ist nämlich bisweilen die Ausrede mancher polyamor veranlagter Männer. Solcher, die im Grunde mehr ihr Ego lieben als die Frau. Gerade das ist aber damit nicht gemeint. Eine Frau zu verehren heißt nicht, sie für sein Ego haben zu wollen. Barry meinte dasselbe, als er sagte: 'Du kannst sie nicht haben, du kannst sie nur lieben!'
Ich liebe Dich ..., weil Du mich liebst und mich in Deiner Liebe ganz nimmst und hast.
Küsse Dich"

"Hallo, geliebtes 'Wesen Frau'.
Ja, Du hast recht! Es macht einen riesigen Unterschied, ob es heißt 'Echte Männer verehren Frauen' oder 'Echte Männer verehren die Frau'.
Das erste riecht so ein wenig nach 'Harem' oder auch ein wenig nach 'Oberflächlichkeit' und für mich auch ein wenig nach 'Beschwichtigung'. Verehrung hat für mich ganz viel mit Ehrlichkeit zu tun. Nun kann ich aber einfach nicht absolut ehrlich von mir behaupten, dass ich alle Frauen verehren könnte und wahrscheinlich auch nicht wollte. Der Spruch wäre mir also schon zu oberflächlich pauschal. Frauen in ihrer Vielzahl bleiben immer noch sehr stark mit ihrem 'Persönlichen' (mit ihrer Person) behaftet. Und das beinhaltet eben sehr stark die persönlichen Dinge – z. B. was sie macht, wie sie die Dinge macht, usw.
Sorry, aber ich kann halt nicht ehrlich jemanden verehren, wenn (egal ob nun Mann oder Frau) sie Dinge machen, die mir nun mal einfach zuwider sind!

Diese Aussage ist mir einfach in sich selbst schon nicht ehrlich genug. Darum würde ich mir dieses T-Shirt mit dieser Aufschrift wohl auch niemals anziehen!

Denn ja, das Zweite stimmt für mich absolut und genau dem würde ich nicht genügen können, wenn ich dieses erste Shirt dabei anhätte. Ja, das stimmt für mich total, ich verehre gerne die Frau in der Frau. Und zu dem kann ich wirklich immer stehen, weil es dabei absolut egal ist, wie sie persönlich ist und wie persönlich wir sind. Ich könnte da sogar noch viel weiter gehen und sagen: 'Echte Männer lieben die Frau!' Das wäre dann sogar wirklich ein Quantensprung für alle Männer, die diesen Spruch verstehen lernen würden! Ja, dieses Shirt würde ich anziehen, egal in welcher Farbe. Und ich bin mir ganz sicher, dass ich mich darin 'sauwohl' fühlen würde!

Und diesen polyamoren Männern darfst Du gerne sagen, dass sie Frauen wirklich niemals haben können, sondern nur lieben. Und dann wird es wirklich einige geben, die das schon lange wissen, und andere, die eine Frau noch nie wirklich geliebt haben.
So, mein geliebtes Mädchen, ich hoffe also, Du hast da nicht eingekauft ... aber, für Dich! … würde ich mich wohl auch ... wenn ich Dir damit eine Freude bereiten könnte?! ... mal nicht so wohl fühlen.

Ja, ich liebe die Frau in Dir, und ich wünsche mir nichts sehnlicher, als ihr mit immer mehr Nähe begegnen zu dürfen!
*Ich liebe **Dich** sehr."*

8. Das Female ist schön …

"Eine spannende Frau hat ihren Wert. Und den muss ich aufbringen, wenn ich sie in meinem Leben haben will!"
(Wolf)

"Ein Freund von mir erzählte über seine gescheiterte Ehe Folgendes: 'Ich hab' die Frau erobert, wir waren verliebt, ich hab sie geheiratet und dann, dachte ich, wär' alles gut. Keiner hat gesagt, dass ich weiter was tun muss.'"
(Rainer)

Ich erinnere mich gut an eine Seminar-Situation, wo ich mit den Teilnehmern im Kreis saß und wir darüber sprachen, wie wichtig es für Frauen ist, dass Männer sie umwerben. Eine Frau hatte nämlich eine interessante Geschichte dazu. Sie besaß eine Stute, kannte sich mit Pferden gut aus und war interessiert daran, sie auf naturgemäße Weise zu halten. Sie wollte die Stute decken lassen. Sie erzählte uns, wie das normalerweise in einer kommerziell orientierten Pferdezucht praktiziert wird. Die Stuten werden entweder künstlich besamt oder, wenn es per Geschlechtsakt geschehen soll, an ein Gestell festgebunden, damit der Hengst sie besteigen kann. Sonst würde sie es einfach nicht zulassen. Jedenfalls nicht so einfach. Diese Frau fand das nicht richtig und wollte es auf natürliche Weise versuchen. Sie fand jemanden, der einen Hengst hatte und das Spiel konnte beginnen:
Auf der Weide begann der Hengst, sich der Stute anzunähern – aber vorsichtig. Er umkreiste sie, er kam näher, vermutlich zeigte er ihr seine Absichten. Dabei verhielt er sich wachsam. Wenn sie einmal nur kurz mit dem Ohr wackelte, hielt er sofort wieder Abstand. Ein kleines Signal genügte. Er verstand es sofort. Dazu muss man wissen, dass Stuten und Hengste gleich stark sind – ein wesentlicher Unterschied zu uns Menschen! Er wusste also genau, was ihm blühte, wenn er ihre Signale missachtete. Ein einziger Tritt dieser Stute würde genügen! Aber er gab nicht auf! Er nahm es auch nicht persönlich! Er kam wieder auf sie zu, ganz wachsam. Gab seinerseits kleine Zeichen und 'hörte' auf ihre. An diesem Tag, sagte meine Teilnehmerin, kam es nicht zur Paarung.

Es erfordert Geduld, weshalb viele Pferdebesitzer den einfacheren, schnelleren Weg wählen. Aber, wir wissen, auch in der Natur werden Fohlen geboren!

Sieh' die Frau in ihr!

Unsere Welt hat sich von der Schönheit der Natur weit entfernt – gerade auch was Männer und Frauen betrifft. Das Weibliche hat keinen richtigen Platz (mehr) in dieser Welt. Es wird nicht in seiner wirklichen Schönheit gesehen. Die Welt interessiert sich nur für die oberflächliche Schönheit und die, die sich benutzen und vermarkten lässt. Aber das Female **ist** Schönheit. Ich bin sicher, dass hinter dem Wunsch der Frauen, sich schön zu machen – Kleidung, Schmuck, Frisuren, Make up ... (Viele Frauen lieben es, so wie ich!) –, viel mehr steckt als das Bemühen, sich auf einem umkämpften Markt gut zu präsentieren. Es ist das archetypisch Weibliche, die Göttin, die sich zeigen will. Es ist der Ruf: "Sieh' mich endlich, Mann! Sieh, wer ich wirklich bin und steh zu Deiner Liebe zu mir!"

'Sie' will in die Welt gebracht werden, indem 'Sie' aufblüht in jeder einzelnen Frau. Sie kann es nicht alleine, sie braucht den erwachsenen, engagierten, bewussten Mann dafür. Und wenn Du nicht 'Ritter' genannt werden willst, dann nenne Dich 'Bildhauer'. Es ist egal, wie Du Dich nennst. Wichtig ist, was Du tust! Was ist also Deine Jobbeschreibung?

Schaut Euch einmal folgende Übungs-Situation an:
Männer und Frauen befinden sich getrennt in einem Raum (am besten durch eine mannshohe Zwischenwand). Männer und Frauen sitzen jeweils in ihren Kreisen. Am 'Kopfende' der Kreise haben sie in beiden Gruppen einen besonderen Platz geschaffen. Dorthin wird jeweils ein Mann in den Frauenkreis und eine Frau in den Männerkreis eingeladen, um für ungefähr zehn Minuten Fragen der Frauen bzw. Männer zu beantworten. Bei den reihum gestellten Fragen geht es um das, was Frauen bzw. Männer zum Thema Liebe, Partnerschaft, Mann-Sein, Frau-Sein … durch diesen 'Vertreter' bzw. diese 'Vertreterin' des anderen Geschlechts wissen wollen.

Eine Frau saß im Männerkreis und erzählte auf die Frage, was sie als besonders schön mit Männern erlebt habe, von einer Erfahrung, die sie erst kürzlich gemacht hatte. Vielleicht war es eine Urlaubsliebe, ich weiß es nicht mehr. "Es war so toll!", sagte sie. "Auch, wenn es nur ein paar Wochen ging, aber es waren die schönsten Wochen, die ich je erlebt habe! Er war ein fantastischer Mann", schwärmte sie. Die Männer wurden neugierig. "Was hat er denn gemacht?", fragte der Nächste im Kreis. Die Frau erklärte, dass sie das nicht beschreiben könne, es habe sich einfach so toll **angefühlt**.

"Ich hab mich total als Frau gefühlt", meinte sie. "Es ging mir noch nie so gut. Es war einfach so super mit ihm!" Die Männer und auch wir - das Leiterteam - schwankten zwischen Hoffen und Verzweifeln. Der nächste Mann probierte es mit der Frage: "Aber, kannst du uns sagen, was er **genau gemacht** hat?" Sie fühlte eine Weile in sich hinein. Wir alle warteten gespannt. Doch dann sagte sie nur wieder: "Ich hab mich echt wundervoll gefühlt, ich konnte mich ganz öffnen, ganz Frau sein. Ich glaube, es war das Beste, was ich je erlebt hab'!"
Wir gaben es auf. Es war einfach nicht aus ihr rauszukriegen, was dieser Mann konkret gemacht hatte. Dabei wollten es alle Männer so gerne wissen!

Es ist allerdings tatsächlich auch nicht leicht zu beschreiben, was oder wie es genau 'geht' und wie Du als Mann das weibliche Wesen wirklich erreichst ... Vielleicht erinnerst Du Dich, dass wir bereits herausgefunden haben, dass es für den sexuellen Teil keinen Knopf gibt, an dem man(n) einfach nur drehen muss.

Deine Aufgabe, Dein Ziel

Zunächst musst Du die Aufgabe verstehen, sie lautet: Schaffe und halte für Deine Frau den Raum, in den sie sich ganz hinein entspannen und hineingeben kann. (Mein Mann hatte es schon vor Jahren mit genau diesen Worten ausgedrückt und als seine Aufgabe in unserer Partnerschaft angesehen.) Für diesen Raum brauchst Du Deine volle Präsenz, Liebe, Kraft und Klarheit, um ganz - für sie - da zu sein.

Du musst wissen, was Du willst. Du willst sie erreichen und glücklich machen, Du willst sie zur Frau machen und das Weibliche, Schöne, das 'Female' (Barry Long), das 'Archetypisch Feminine' (Clinton Callahan) in ihr aufblühen sehen. Du willst das schöne 'Wesen Frau' zum Lächeln bringen.

Genau darin liegt der Schlüssel zu ihr, das, was Dir ein Gefühl davon gibt, 'richtig' zu sein. Du kannst tatsächlich etwas dafür **tun**, dass Deine Frau sich öffnet, weich wird und aufblüht. Du kannst es **bewirken**. Du kannst der Mann sein, der 'das Göttliche in seiner Frau zum Leben erweckt', wie es mein australischer Lehrer poetisch beschrieb. Das ist Dein 'Job', Dein Ziel, der **Sinn** Deines Mann-Seins – wage ich zu sagen.

"Der archetypische Mann schafft den Raum für die archetypische Frau." Mit diesen Worten ruft Clinton Callahan diesen Mann in Dir auf. Du musst Dir den archetypischen Mann – innerlich und äußerlich – erarbeiten, das ist richtig.
Aber die gute Nachricht ist: Du musst nicht warten, bis Du damit fertig bist. Du kannst heute schon anfangen, Deiner Frau zu zeigen, dass Du die Frau in ihr **siehst**! In der Art und Weise, wie Du sie anschaust beispielsweise, wie Du sie behandelst, wie Du mit ihr zusammen bist. Beginne damit, wenn Du sie anschaust, dass Du die wunderschöne Frau in ihr siehst. Im Bad, in der Küche, in kleinen Alltagssituationen. Sieh' die Frau, in die Du Dich verliebt hattest. Die Frau hinter all den Rollen, die sie – für Dich – spielt. Sieh' tiefer und spüre Deine Wertschätzung dafür, dass **sie** in Deinem Leben ist.

Es ist keine Selbstverständlichkeit, dass sie da ist! (Genauso wenig, wie Du für sie selbstverständlich sein solltest! Aber, glaub mir, ein archetypischer Mann wird nie selbstverständlich sein!) Sie ist ein Geschenk des Universums für Dich – den Mann, der sich ihre Liebe errungen hat! Sie kann nur bleiben und ihre Weiblichkeit für Dich ausstrahlen, wenn Du sie siehst, liebst und schätzt.
So, wie am Anfang, als Du ihr den Hof machtest, als sie etwas ganz Besonderes für Dich war. Du musst wissen, wenn Du damit aufhörst, wird sie gehen. (Oder sie ist bereits gegangen!) Die 'äußere' Frau mag noch da sein, aber die innere ist vertrocknet …

Das weibliche Wesen braucht Deine Aufmerksamkeit, Deine tiefe Wertschätzung, die Resonanz in Deinem Blick. Wenn Du das verstehst, dann hast Du begonnen, das schöne 'Wesen Frau', das 'Female' (wieder) in ihr zu sehen. Und sie will und kann noch viel mehr aufblühen! Jeder Mann, der eine Frau jemals so gesehen - und erlebt - hat, weiß, was ich meine. Sie ist "glanzvoll, sinnlich, schön, mutig, reizvoll, mächtig, liebevoll und strahlend", sagt Callahan. Auf diese Weise (unter anderem) **machst** Du sie zur Frau - und sie fühlt sich auch so. Sie fühlt den archetypischen Mann, der sie sieht und in ihrer Seele berührt. Und dass er das kann, dass er das tut, macht ihn zum 'richtigen' Mann für sie.

Jede Frau, die die Aufmerksamkeit und Präsenz eines 'richtigen' Mannes erlebt hat, wird sofort sagen: "Ich liebe es!" Es lässt sie erröten, macht sie größer, schöner, lebendiger ... Und gleichzeitig wird etwas ganz still in ihr. Eine große Tiefe öffnet sich. Da ist pure Freude in ihr, weil **er** da ist und sie sieht. Weil er sie erkennt! Und sie spürt eine unergründlich tiefe Resonanz in ihrem Kern, eine stille und gleichzeitig prickelnde Präsenz. **Sie** ist die Königin, Göttin, Vollblutfrau - sie ist all das, was sie sein will. Sie ist Liebe und Klarheit und 'Total-entspannt-Sein". Sie ist selbstverständlich, sie ist einfach! Und eigentlich hat sie auch keine Worte mehr ...

Ich kann Dir - Mann - versprechen, dass das der 'richtige' Weg ist. Ich weiß es, weil ich es selbst erfahren habe. Mein Mann hatte die Frau in mir gesehen, seine Präsenz hatte mich berührt, seine Liebe hatte mich erreicht. Es war ihm - mehr als irgendeinem Mann zuvor - gelungen, dass ich mich für viele wundervolle Momente zutiefst als Frau fühlte ... Heute gibt es wieder einen Mann in meinem Leben, dem dies gelingt. Mit ihm geht die Reise weiter und tiefer. Ich weiß, er würde es genau so sagen - und er ist nicht der Einzige ...

Eine Frau 'richtig' verehren

Frage Dich, ob Du verstanden hast, was ich meine. Ob es Sinn für Dich macht. Ob Du Dich dafür öffnen möchtest. Arjuna Ardagh (4), ein anderer spiritueller Lehrer und Coach, hat ein weiteres symbolisches Bild gefunden für den Weg des Mannes, der die Frau in ihrem Kern, ihrer Essenz erreichen will. Er beschreibt in einem Internetbericht einen Tempel auf Bali, dessen heilige Gottheit von zehn Mauern umgeben ist. Es hängt von vielen Dingen ab, ob und wer bis in das Zentrum des Tempels vordringen darf, um die Gottheit zu sehen. Die Tore der Mauern zu durchschreiten, erfordert Mut, Ausdauer, Hingabe und Verbindlichkeit. Ardagh sagt, die Menschen, denen es erlaubt war, das Innerste zu erreichen, hatten ihr ganzes Leben der Verehrung dieser einen Gottheit verschrieben. Andere näherten sich der Gottheit, sahen aber nie die tiefste Schönheit direkt.
Wenn Du Dich auf dieses Bild einlassen kannst, sagt er, wirst Du verstehen, dass das Herz einer Frau wie dieser Tempel ist - im Inneren befindet sich die Essenz ihres Herzens, das göttliche Weibliche. "Darin ist alles enthalten, was jemals schön, liebevoll oder inspirierend ist und war - in jeder Frau, überall, zu jeder Zeit. Die absolute Essenz des Herzens einer jeden Frau ist der Gipfel der Weisheit, die höchste Inspiration, die Spitze sexuellen Verlangens, der Höhepunkt beruhigender, heilender Liebe. Der Höhepunkt von allem. Aber diese Essenz bedarf des Schutzes, aus gutem Grund ist sie von einer Reihe konzentrischer Mauern umgeben [...] Die Tore öffnen sich magisch und unsichtbar durch den Schlüssel echter Verehrung."
Das bedeutet, dass Du, wenn Du dorthin gelangen willst, Stück für Stück den Weg durch diese Tore gehen musst - als Mann. Du musst die Mauern hinter Dir lassen, doch um das zu erreichen, brauchst Du Verbindlichkeit, Aufmerksamkeit, Loyalität und echte Verehrung für die Frau. Deine Bemühungen werden belohnt, wenn Du die Essenz des Weiblichen darin entdeckst.

Arjuna Ardagh verwendet das Bild eines balinesischen Tempels. Unsere westliche Version davon ist das Märchen von Dornröschen. Es ist dasselbe Prinzip, dieselbe Frage: Bist Du der Mann, dem es gelingt, durch die Dornenhecke zu dringen und die Prinzessin - das 'Female' in einer Frau - wachzuküssen?

Das ist der Weg, den Arjuna empfielt. Er rät den Männern, zunächst einen Altar der göttlichen Weiblichkeit einzurichten, einen Platz zu Hause, an dem sie Symbole für das Weibliche aufstellen, und jeden Tag einige Momente der Verehrung, Bewunderung und Hingabe dort zu verbringen. Das wird sie in einen tieferen Kontakt bringen mit der Essenz des 'Wesens' der Frau.

Wenn Du das tust, sagt er, wird es Dir möglich sein, auf Deine Frau (wenn Du Single bist, auf irgendeine Frau) zu achten und ihr Momente der Bewunderung und Verehrung zu schenken. Du wirst ihr sagen, was Du an ihr liebst, schätzt oder was Dich an ihr berührt.

Auch wenn diese Übung vielleicht nicht jederman(n)s Geschmack ist, verstehe ich (genau genommen, das 'Female' in mir), was er damit meint: Wenn du lernst, "der Essenz des Weiblichen auf diese Weise Beachtung zu schenken, sinkst du vor Verehrung auf die Knie, Tränen bedecken deine Wangen und deine Kleidung, und du fragst dich, wie du sie jemals, in all ihren Formen auch nur für eine Sekunde für selbstverständlich halten konntest."

9. Keine Sorge, Du schaffst es!

Eine Prinzessin wachküssen?

Die Göttin in der Frau erwecken?

Oh my God, kann ich das überhaupt?

Ihr Männer denkt vielleicht: "Woher soll ich wissen, ob ich das schaffen kann? Es klingt so idealistisch, so 'typisch Frau'! Und wer sagt mir, ob es dann wirklich genug ist? Sie ist vielleicht unersättlich und will immer mehr. Ihr wisst schon, gib ihr den kleinen Finger und sie will nicht nur den ganzen Arm ..."
Was soll's, gib ihr den ganzen Mann! Was hast Du zu verlieren? Wenn Du in Deine Kraft und Stärke kommen willst, kannst du nur daran wachsen. Du kannst nur gewinnen! Ich kann Dir versichern, im wahren Leben wird nie mehr verlangt, als Du schaffen kannst. Es ist immer genug, Dein Bestes zu geben. Und wenn doch - zum Beispiel von einer emotionalen Frau - mehr verlangt wird, gehört es auch zu den Aufgaben eines Ritters und Raumhüters, seine Grenzen zu setzen und für das richtige Maß zu sorgen. Du kannst ihren Emotionen Einhalt gebieten. Erinnerst Du Dich? Du willst sie 'durch die Emotionen hindurch lieben', nicht ihren Emotionen klein beigeben. Liebe kann nicht verlangt werden. Einer emotionalen Forderung musst Du nicht nachgeben. Du sollst nicht 'den Schwanz einziehen' oder 'es ihr recht machen'. Das ist weder für sie richtig noch für Dich. Du hast alles, was Du brauchst, um eine Göttin ins Leben zu rufen, aber niemand hat gesagt, dass es einfach ist. Dennoch, den Preis, den es kostet, ist es wirklich wert.

Die Frage, die Du Dir stellen musst, ist: "Bin ich Manns genug? Gebe ich mein Bestes? Welche Fähigkeiten brauche ich dafür? Du liebst sie! Also, was braucht es noch? Was ist die eigentliche Stärke der Männer? Schau' einmal hinter das 'Kraftprotzgetue', zu der sich die echte männliche Kraft verdreht hat. Hast du genug Mut? Besitzt Du Aufrichtigkeit (Aufgerichtet-Sein), Ausdauer und Ausrichtung auf Dein Ziel? Bist Du ehrlich und authentisch? Hast Du ausreichend innere Ruhe, einen klaren, inneren Raum in Dir?

Wieder kann ich hier Clinton Callahan empfehlen, er nennt es das 'Nichts-Sein-Können' als Mann. Ich kann gut spüren, was er meint - auch als Frau. Möglicherweise musst Du diesen Gedanken erst - gemeinsam mit anderen Männern oder/und Frauen - erforschen. Vielleicht hilft Dir auch das Bild eines klaren, weiten, inneren Raumes in Dir, in dem Du Dich ganz still, bewusst, wach und präsent fühlst. Du brauchst diesen Raum in Dir unbedingt, denn er ist frei von all dem, was Dich von ihr - der Göttin - ablenken könnte. Du bist da, Du bist präsent. Und Du bist sehr aufmerksam! Nur so kannst Du den äußeren und inneren Raum für Deine Frau halten.

Sie braucht die Sicherheit, die Du ihr gibst. Dass Du zuverlässig bist in Deiner Liebe. Das bedeutet kein Versprechen oder Ehegelöbnis für alle Zeit. Aber Du musst **jetzt** ganz da sein in Deiner Liebe, sodass sich morgen vermutlich nichts daran ändern wird.

Ein früherer Freund von mir hat seine Liebe einmal für mich unvergesslich ausgedrückt mit den Worten: "Ich liebe Dich nicht für immer, aber für ewig!" Ich weiß um den wahren Kern dieser Worte. Denn ich weiß, dass Liebe eine große Kraft ist, die Seelen verbindet, auch über den Tod hinaus. Wenn Du also weißt, was Du wirklich willst, dann folgst Du Deinem Herzen, Deiner Sehnsucht - und nicht nur Deinem Verstand. Du übernimmst die volle Verantwortung für Dein Tun. Du bist der Macher. Du bist der Mann. Du bist mindestens auf dem 'richtigen' Weg, einer zu werden.

Die Göttin 'testet' jeden Mann

Das 'Wesen Frau' liebt den Ritter, den 'Noble Man'. Deshalb testet sie Dich. Eine 'richtige' Frau testet Dein Engagement und Deine Ausdauer. Sie will wissen, wie ernst es Dir wirklich ist mit der Liebe (nicht mit dem Heiraten!). Sie will wissen, was und wie viel Du zu geben hast, und was Du über Deine Aufgabe in der Liebe weißt. Sie fordert Dich also heraus, Dir darüber bewusst zu werden. 'Sie' macht Dich zum Mann! Auf diese Art und Weise bringt sie Dich in Kontakt mit Deiner Liebe. Und das ist ein unschätzbares Geschenk!
Wenn Du eine Frau, die die 'Richtige' für dich ist, so bewusst, engagiert und verantwortlich liebst, bekommst Du alles von ihr

zurück. Du bekommst sogar noch mehr: Du entdeckst die **Quelle** der Liebe - Deine eigene Kraft zu lieben - in dir selbst. Sie - das 'Female' - macht Dich so zum wirklichen Mann! So, wie Du die Frau zur wirklichen Frau machst (das heißt, dass Du sie die Liebe erleben lässt, die sie bereits ist), so bringt sie Dich mit Deiner **Fähigkeit** des tiefen Liebens in Verbindung. Sie hilft Dir, Deine Liebe zu fühlen, sie im ganzen Körper als eine unglaubliche Kraft zu spüren. Was das für die körperliche Liebe heißt, kannst Du sicherlich schon ahnen ...

Daran siehst Du aber auch - ob als Mann oder als Frau -, wie wichtig es ist, dass Frauen nicht so schnell zu haben sind. Wenn Ihr mal einen One-Night-Stand oder ein Abenteuer wollt, fein. Nichts dagegen zu sagen, wenn Ihr wisst, was es ist und was Ihr tut. Ansonsten lautet der beste Rat eines klugen Meisters: "Mach' nur Liebe, wo genug Liebe da ist." Lasst Euch also Zeit! Wenn Ihr Liebe wollt, wenn Ihr in wahre Liebe hineinwachsen wollt, dann musst Du - Frau - mehr von ihm fordern (ohne zu fordern!). Er muss Dir den Hof machen, er muss sich für Dich einsetzen - er setzt sich ein für **sein** Ziel. Er muss zeigen, dass es ihm ernst ist und dass er es wert ist. Das fordert ihn heraus, der 'richtige' Mann zu werden. Denk' dran: Kleine Jungen sind zum Spielen gut, Männer 'machen' Liebe!

Die 'richtige' Frau ist nicht Deine Mutter

Um der 'richtigen' Frau begegnen und ihren 'Test' bestehen zu können, kann es notwendig werden, Dich zunächst von Deiner Mutter abnabeln zu müssen. Wie Du vermutlich bereits weißt, ist das Verhältnis zwischen Müttern und Söhnen und deren nötige Abnabelung nicht immer einfach. Eine Seminarteilnehmerin und Mutter hat aus ihrer Sicht die Situation der 'ewigen Jungs' so kommentiert: "Ich habe viele Männer in die Pubertät reingehen sehen, aber noch keinen wieder raus. Mein Sohn ist genauso. Er beweist mir immer noch, wie toll er ist. Ich denke, daran sind auch wir Mütter schuld!"

Wenn Du als Mann den nachstehenden Dialog verfolgst, wird Dir vielleicht auf eine andere - humorvolle, aber auch schmerzvolle -

Art klar werden, um welche Dynamik es sich handelt, falls Du Deine 'richtige' Frau mit Deiner Mutter verwechselst. Auch Clinton Callahan ist der Meinung, dass Du mit großer Wahrscheinlichkeit als Mann nicht um dieses Thema herumkommst. Aus der 'Pubertät wieder herauszukommen' heißt also, ein vollständig unabhängiger und erwachsener Mann zu werden. Und um das zu sein und der Frau Deines Herzens ganz begegnen zu können, musst Du Dir wohl von Deiner Mutter die "Eier wieder zurückholen". Lass' Dir am besten von einem anderen Mann die Herausforderungen diesbezüglich verdeutlichen.

Er schrieb:

"Hallo, geliebtes Wesen.
Ich weiß, es ist Dir oft zu viel, wenn ich die Dinge erklären möchte. Aber ich bin halt so, ich kann einfach nicht aufhören zu denken, solange ich noch nicht ganz verstehe.
Und irgendwie kommt dann auch immer was ...
Warum muss der Mann denn so in seiner Kraft sein, um den Raum halten zu können, in dem dann Frau ganz zur Frau werden kann? Das war die Frage, die seit einiger Zeit mein Denken fesselte. Und wie ein Blitz war da plötzlich totale Klarheit!

Das muss sein, weil nur so die Frau ihre eigenen männlichen Anteile ablegen kann! Sie kann nur dann ganz Frau sein, wenn sie nicht – oder nicht mehr – 'Mama spielen' muss! 'Mama spielen' bedeutet nämlich, den Raum bereiten und halten müssen. Als 'Mama' ist sie, was ihre Aufgabe und Rolle betrifft, dem Mann schon so ähnlich, dass sie ihr wahres Selbst nur noch in ihrer Sehnsucht nach Geborgenheit fühlen kann!

Ihre Grundmotivation – besonders in der Liebe – ist darum die Suche nach der Kraft, die ihr so viel Sicherheitsstreben und Kontrolle abnehmen kann, dass sie sich einfach ganz geborgen fühlt und endlich ihr Frau-Sein leben und sich selbst als Frau erleben kann.
Das Urmännliche ist dagegen stark und kann sich selbst so einsam machen, dass es sich in sich (pseudo-) geborgen fühlt. Und genau das ist seine Grundschwäche, denn es macht ihn emotional starr. Er kann sich zwar als geborgen wahrnehmen, aber diese Geborgenheit nicht leben, weil er sich nur sehr schwer lebendig in sich fühlen kann.

Das Grundmotiv des männlichen Handelns ist darum eigentlich die Suche nach seiner Menschlichkeit, seinen Gefühlen, nach seiner Liebe! Oder anders: Liebe ist die Ursache allen Seins.
Als Weibliches stützt die Seele den Geist im Männlichen, und als Männliches belebt der Geist die Seele der Frau. Und aus ihrer (körperlichen) Vereinigung entspringt das Leben selbst.
So Liebe, ich weiß, das ist wieder viel Kopf – aber den hab ich ja nicht umsonst –, wär' er nicht, dann hättest Du ihn auch nicht 'verdrehen' können.

Ich liebe es, wenn Du lächelst ...
Ich liebe Dich."

"Hallo, mein geliebter Held.
Ein 'Held' bist du, weil du ganz wunderbar beschreibst, warum wir Frauen die Stärke und Kraft des Mannes und sein Raumhalten mit dieser Kraft brauchen. Das sehe ich genauso.

Den Zusammenhang mit dem 'Mama-Sein', habe ich auch schon so vermutet. Ein Dilemma der Männer heute ist, denke ich, dass sie sich oft nicht – auf gute Art – von ihrer Mama gelöst haben. Clinton Callahan fordert die Männer auf, sich 'ihre Eier von ihrer Mutter zurück zu holen!' Was wir Frauen sonst wahrnehmen, sind unreife Jungs, die nicht fähig sind, erwachsene Frauen zu lieben. Sie wollen lieber 'ewige Jungs' bleiben. Es gibt ja auch die entsprechenden Frauen, die gerne die Mutterrolle übernehmen oder versuchen, einen (oder immer wieder einen) dieser Jungs zu 'retten' oder ihn sesshaft zu machen. Was meistens nicht gelingt. Sie können oft ganz gut spielen, diese Jungs, das mag sich auch manchmal ganz gut anfühlen, aber 'Ritter für die Liebe' werden sie nie, jedenfalls nicht, solange sie nicht Verantwortung übernehmen können für ihren Job in der Liebe.

Dazu kommt mir noch der typische männliche Wunsch nach Unabhängigkeit in den Sinn! Das ist meines Wissens ein Grundthema für den Mann. Eines, mit dem er sich wohl auseinandersetzen muss auf dem Weg zum wahren Mann. Oder? Ich denke, das gehört auch zum 'ewigen Jungen' und seiner Bindungsangst. Und dem Wunsch, die Stärke, die Kontrolle für sich zu behalten bzw. nicht zu verlieren. Da er sich von seiner Mutter die Freiheit nicht zurückgeholt hat und also seine wahre Stärke

und Kraft nicht kennt, kann er sie auch nicht geben und kämpft stattdessen mit und um sein Gefühl des 'Unabhängig-sein-Müssens'.
Wie siehst du das?
Wir sind ja beide gut im Kopf, aber auch beide 'gut im Bett' (jetzt muss ich echt lachen!). Ich meine, wie du ja weißt, gut in der Umsetzung der Theorie. Und wenn wir's nicht genug und so wunderbar leben würden, hätten auch die Gedanken nicht viel Sinn. Im Gegenteil, die größte Inspiration, weil die schönste, kommt aus der lebendigen Erfahrung – mit dir! Die vermisse ich übrigens, aber sie ist tief in mir! Ich kann dich spüren ... immer noch mit Herzklopfen!"

"Hallo, geliebtes, wunderbares Wesen.
Ja, Du hast recht, meine Eier haben bei meiner Mutter nichts zu suchen. Aber ich denke schon, dass unsere Mütter einen großen Einfluss darauf haben, zu 'wieviel' Mann wir als Mann stehen können. Doch auch dies ist nur meine 'Ausgangssituation', mit der ich in mein Leben gestartet bin. Was ich daraus mache, das ist und bleibt immer meins!
So, jetzt denke ich gerade ans Bett – und da glaube ich auch, dass wir (Du und ich) das schon ganz gut können! Und hier sind die Mütter wohl am falschesten Platz in diesem Universum! Werde wohl noch ein wenig darüber nachdenken müssen.
Ja, da ist Sehnsucht, weil ich Dich liebe!"

Und weitere Mails dazu:

"Hallo, meine Schöne.
Die Sache mit den 'Eiern bei der Mutter' arbeitet schon noch in mir. Puh, schon die Vorstellung, was sie damit anstellen würde ... vielleicht putzen, oder kochen, vielleicht zu 'russischen Eiern' verarbeiten oder so, oder Rrrrüühreier ...
Ich glaube, dass wir Männer sie zurückhaben wollen, ist hier wohl nicht die Frage!! Aber wie? Wie können wir sie (heil!!!) zurückbekommen???
Das arbeitet in mir. Weil ich glaube, dass es schon irgendwie sein könnte, dass sie von uns dort irgendwann verlegt wurden. Werde da wohl noch eine Weile nachdenken müssen.

So, Du, ich verspreche Dir, dass ich sie jedenfalls haben werde, wenn wir uns treffen ..., und zwar so, dass sie in Liebe sind (egal ob weich, hart, russisch oder gerührt). Ich sehe Dich lachen und das gefällt mir!
Liebe Dich."

*"Hallo, mein Mädchen.
Mal sehen, ob ich was für Dich finde, das Dich ein wenig aufheitern kann. Vielleicht könnte ich Dir ja noch ein wenig von den 'Eiern' erzählen. Obwohl das wohl die empfindlichste Stelle des Mannes ist! Man(n) kann da von der schwächsten Frau durch einen einzigen gezielten Tritt niedergestreckt werden! Und zwar nicht nur durch ihre bloße körperliche Kraft, sondern das schaffen selbst ein paar gezielte Worte, eine Geste oder auch nur ein einziger Blick!*

Dann kommt da noch etwas dazu, was Frauen viel besser beherrschen als die Männer, das ist List!! So, und darum erscheint es mir schon denkbar, dass Mütter uns da Pappmaschee reingetan haben und zu Hause noch immer auf ***unseren****(!) echten Eiern sitzen?!*

*Und – ich glaube, das könnte sogar aus Liebe zu uns geschehen sein (so absurd es auch klingen mag). Vielleicht, weil sie weiß, was Frauen mit ihrem Bubi anstellen können und wie weh ihm das dann tut?
Ja, und da hat sie gedacht, da hol' ich zur Vorsicht die wertvollen Dinger einfach lieber mal raus – behalt' sie hier, wo ich gut auf sie aufpassen kann –, steck was Schmerzloses rein und dann ist er zunächst mal sicher. Und wenn er dann groß und stark genug dafür ist, dann wird er schon vorbeikommen, um sie sich wieder abzuholen?!?!
Ja, so kann's schon gewesen sein.*

*Ehrlich, ich weiß noch nicht so genau, wie man(n) das am besten anstellen könnte, aber ich denke, es wäre nicht das Falscheste, da (-heim) mal anzuklopfen?!
Und Liebe, das mit dem Fluchtverhalten könnte sich damit auch erhellen – denn wie soll man(n) denn einer Frau gerecht werden können, wenn da unten nur Matschpapier drin zu sein scheint?
Ich denke ja, man(n) will sie schon lieben – die Frau, aber wie sollen es denn die Eier merken, wenn die irgendwo daheim unter der Wäsche stekken? Wenn ich selbst das nicht weiß ... und doch meine, dass ich sie habe ... und doch nicht ganz sicher bin ..., weil Schmerz da unten nicht wirklich weh tun darf ... und es ihn doch gibt ... und ich ihn auch will ..., damit ich wenigstens weiß, wieviel davon ich ertragen kann ..., bevor ich mich trauen könnte, dieser Einen in der Nähe zu begegnen, wo sie mich wirklich tödlich, schmerzvoll treffen kann!
Es ist schön, Dich lächeln zu sehen!
Ich liebe Dich!"*

Teil II

Wie Sexualität erfüllend wird

10. Jetzt bin ich da!

"Es ist ganz in Ordnung, dass Frauen nicht so einfach funktionieren. Es ist gut so, sie soll ruhig 'kompliziert' sein. Denn das fordert mich heraus. Es macht mich wach!"
(Charly)

Als ich meinen späteren Mann kennenlernte, war ich 38 und wollte gerade nach Australien auswandern. Die Zeichen standen auf Veränderung, ein großes Seminarprojekt, das ich mit einem Kollegen geleitet hatte, war abgeschlossen, und ich war frisch verliebt. In einen Mann, den ich bei den Seminaren von Barry Long kennengelernt hatte - er lebte in Sydney. Es war mein Plan, zunächst auf Probe drei Monate dort zu verbringen, zumal mich in Deutschland mal wieder ein fieser, kalter Winter im Griff hatte. Aber zunächst hatte ich noch ein Silvester-Seminar im Stuttgarter Raum zu absolvieren - solche gemeinsamen Jahreswechsel fand ich immer schön. Wir waren eine große Gruppe von etwa 35 Personen - für den Raum fast schon zu viele, aber alle, die gekommen waren, wollten eben den Jahresabschluss und vielleicht auch den Abschluss des gemeinsamen Seminarprojekts mit uns feiern. Die Stimmung war hervorragend.

In den meisten Fällen kenne ich einige der Teilnehmer, aber viele auch nicht. Ich nehme an Menschen oft das wahr, was sie besonders für mich macht, die Dinge, die mich berühren, oder die ich außergewöhnlich finde, oder die mir einfach auffallen.

An Johannes von Stosch ist mir eine große Authentizität aufgefallen. Er war eigen, eher ein wenig introvertiert, dabei wach, präsent, ganz bei sich. Einfach nur er selbst, ohne dabei irgendwie überheblich zu sein. Was er tat, tat er mit ganzem Herzen und vollem Engagement. Das hatte etwas Geradliniges, Aufrechtes. Mein Kollege beschrieb ihn als einen 'echten Edelmann' und bezog sich dabei auf das 'von' in seinem Namen. Er fiel mir auf. Manchmal musste ich lächeln, wenn 35 Leute im gleichen Rhythmus tanzten, während er – immer einen kleinen Takt anders, aber mit glücklichem Gesicht – stets ein 'halbes Moment' außerhalb der stampfenden Masse auftauchte. Bilder, die ich wahrscheinlich nie vergessen werde.

Am Ende des Seminars kam er auf mich zu und sagte, wie gut es ihm gefallen hätte (er hatte sehr viel Seminarerfahrung und selbst schon verschiedenste Seminare geleitet, u. a. zur Persönlichkeitsentwicklung). Er sagte, auch ich würde ihm sehr gut gefallen, er würde mich gern näher kennenlernen. Er sagte dies auf genau seine einfache, geradlinige und natürliche Art, die sich so angenehm anfühlte. (Und ich weiß, es ist nicht so einfach, eine Seminarleiterin anzusprechen.) Aber ich war ja gerade frisch verliebt, wollte in nur wenigen Tagen nach Australien abreisen und war daher für nichts zu haben. Das erklärte ich ihm, bedankte mich von Herzen, und wir verabschiedeten uns.

Ich war drei Monate in Australien. Und ich hatte eine wunderbare Zeit dort. Das hatte allerdings nichts mit dem Mann in Sydney zu tun, der im Grunde schon vor meiner Ankunft kalte Füße bekommen und sich komplett zurückgezogen hatte. Ich wohnte bei Freundinnen und genoss – trotz Liebeskummer – diese wunderschöne Stadt, das Hinterland, die gesamte Ostküste ... die Natur, die Sonne, das Meer. Besuchte weitere Freunde und Seminare und schmiedete neue Pläne für meine Arbeit, da ich ja nun wusste, dass ich nicht bleiben würde. Mitte April des neuen Jahres war ich wieder zurück in Deutschland. Die Therapie- und Selbsterfahrungsgruppen fingen wie von selbst wieder an, und es gab viele Menschen, Mitarbeiter, Assistenten, Teilnehmer, die mit mir weiter an den Themen 'Liebe und Partnerschaft' arbeiten wollten. Und es gab ja noch meine Praxis – Paar- und Einzelcoaching.

Johannes und ich hatten in diesen Monaten nichts mehr voneinander gehört. Im Frühsommer verbrachte er eine Woche in einem Meditations- und Seminarzentrum auf Korfu. Dort traf er auf eine

meiner Assistentinnen und hörte sie im Gespräch irgendwann über mich und meine Arbeit sprechen. Sie hatte Neuigkeiten über mich zu erzählen - Frauen tun das ja gerne, und manchmal ist es auch gut so! Natürlich interessierte es ihn zu erfahren, dass die Liebesgeschichte in Australien schiefgegangen und ich wieder zurück in Deutschland war! Kurze Zeit später meldete er sich bei mir.
Wir trafen uns im Sommer zum ersten Mal privat, um - wie er es später ausdrückte - zu schauen, ob wir uns näher kennenlernen wollten. Unser Interesse aneinander war uns schnell klar, trotzdem wollten wir es langsam angehen. Ich muss das bewusst behutsam gehaltene Tempo vor allem ihm zugutehalten. Ich wäre zwar einerseits vielleicht schneller gewesen als er, war aber andererseits froh, dass es genau so war. Es ermöglichte uns ein achtsames, waches und äußerst spannendes Kennenlernen, wie wir es beide vorher noch nie erlebt hatten.

Ich empfehle Paaren heute sehr, sich diese Zeit zu lassen, bevor sie das erste Mal miteinander ins Bett gehen. Es ist eine Phase, die nie wieder kommt! Bei uns dauerte sie fast vier Monate. Wir haben in dieser Zeit viele Weichen gestellt, über viele Dinge gesprochen, die uns wichtig waren. Und vieles erlebt, was zur Basis unseres Grundvertrauens füreinander wurde. Wir wollten voneinander wissen, was dem anderen wichtig ist. Nicht, ob unsere Visionen identisch sind, sondern ob der andere versteht, was wir meinen, wenn uns etwas auf dem Herzen liegt. Damit wir ein gemeinsames Verständnis daraus entwickeln können. Wir haben uns gegenseitig an unserer Arbeit teilhaben lassen. Er kannte meine Arbeit ja schon und lud mich nun im Oktober zu einem seiner Workshops ein.

Es war ein Business-Workshop in Polen. Der erste Tag war spannend für mich, denn ich erlebte ihn erstmalig als Seminarleiter. Als wir gegen Abend ins Hotel zurückkamen, sank ich auf einen Stuhl, er zog seine Tasche hervor und kramte Joggingklamotten und Turnschuhe hervor. Mit einem kurzen "Ich geh' dann mal eine Runde laufen." war er zur Tür draußen. Ich nahm einen tiefen Atemzug ... Was tun? Auf keinen Fall wollte ich ihn daran hindern, joggen zu gehen. Andererseits konnte ich es so nicht stehen lassen. Es war nicht dramatisch, ich wollte auf keinen Fall kleinlich sein, aber es war auch nicht wirklich gut so. Ich nahm mir eine Weile Zeit, mich innerlich zu sammeln, bis er wiederkam.

Dann sprach ich ihn darauf an. Er meinte, er gehe nach seinen Seminartagen immer joggen. Ich sagte: "Das ist völlig in Ordnung, aber jetzt ist nicht 'immer', jetzt bin 'ich' da!" Ich wollte ihm deutlich machen, worum es mir ging. Dass es gut wäre herauszufinden, was die Situation erforderte. Dass er hätte beispielsweise sagen können: "Ich möchte gern joggen gehen, und du? Ich wäre in einer halben Stunde wieder da und wir könnten dann ..." Was auch immer. Er hat mich verstanden. Ohne Drama. Eine Kleinigkeit, die aber wichtig für uns war. Eines von vielen Puzzleteilchen auf dem Weg zu einer gemeinsamen Vision.

Bis wir das erste Mal – wir verbrachten den Jahreswechsel mit einem fünftägigen Urlaub in Südtirol (also genau ein Jahr, nachdem wir uns kennengelernt hatten) – miteinander schliefen, hatten wir viele wertvolle Gespräche geführt. Es war eine tiefe Nähe zwischen uns entstanden. Er sagte einmal zu mir: "Ich will wissen, ob ich mit der Frau, die ich liebe, einfach gerne Zeit verbringe. Ob ich es genieße, mit ihr zusammen zu sein, auch ohne Sex zu haben. Ob ich ihr Wesen liebe." Da war er wieder, der 'Edelmann', und ich spürte genauso wie er, dass ich ihm auch körperlich nahe sein wollte. Unsere sexuelle Annäherung war spannend und etwas 'holprig' zu Beginn. Auch da brauchte es – ganz natürlich – einen Verständigungsprozess, etwas Zeit, um sich langsam auch körperlich miteinander vertraut zu machen.

Und so gab es am Ende dieses kurzen Urlaubs noch einen besonders kostbaren Moment. Eigentlich waren die Koffer schon gepackt, als wir aus einer liebevollen Berührung heraus noch mal im Bett miteinander landeten. Es war einer der Momente, in denen wir 'ganz still Liebe machten'. Es war bezaubernd, sinnlich, innig und nah, als würden unsere Seelen ganz zärtlich und leise miteinander spielen. Auf dem Heimweg sprachen wir darüber, wie erfüllend wir beide dieses Zusammensein erlebt hatten. Es war Ausdruck unserer Verbindung, die in der Tiefe nie abgerissen ist. Auch wenn unsere Sexualität ihre Aufs und Abs hatte, ihre lustvollen und langweiligen Momente. Das Wertvolle war die Liebe, die wir gelebt haben – das, was tief in meinem Herzen bleibt.

"Hallo, mein Großer.
Ich möchte noch einmal die Frage aufgreifen, die uns so beschäftigt hat im Zusammenhang mit dem neuen mehrtägigen Paarseminar für Fortgeschrittene zum Thema Sexualität. Was brauchen Paare, die schon so viel Selbsterfahrung und Beziehungsentwicklung hinter sich haben, aber in ihrer Sexualität einfach nicht weiterkommen? Ich meine, wenn sie sich nicht wirklich erreichen? Wenn jeder in seinem eigenen Film bleibt und sie sich nicht wirklich berühren?
Die Frauen, an die ich denke, wissen, was sie (er-) leben wollen. Sie wollen sich öffnen, sich hingeben, aber sie können es nicht. Selbst, wenn sie mittlerweile dazu stehen, sich zeigen und so bereit dazu sind ... Sie können es eben nicht alleine.
Wieso kommen ihre Männer nicht über die Schwelle? Wieso geben die Jungs nicht alles? Ich spüre förmlich, wie sie ihre Leidenschaft und Liebe zurückhalten. Als müsste die halbe Kraft auch reichen. Aber gerade in der körperlichen Liebe reicht sie nicht.
Du bist der Mann, der alles gibt. Das muss man Dir lassen. Du erreichst mich schon, wenn ich nur daran denke, wie Du mit mir umgehst, wie sehr Du Dich engagierst, wie Du mit mir 'Liebe machst' :-)
Und dafür liebe ich Dich."

"Danke, meine geliebte Ferne.
Ja, ich glaube, das möchte ich erreichen, wenn ich mit Dir 'Liebe mache', dass Du ganz tief in Dich hinein und meine Liebe zu Dir spürst. Und ja, ich kann es dann auch spüren, ganz besonders, wenn ich erleben darf, wie Du immer näher zu mir kommst. Ja, dann weiß ich es, dass ich angekommen bin! Danke!
Danke auch für die Frage, denn ich denke auch schon einige Zeit darüber nach.
Nun, Liebe, ich glaube, sie geben schon alles, aber leider muss ich vermuten, dass sie noch gar nicht wissen, was sie in Wahrheit alles geben können. Ja, ich bin mir ziemlich sicher, dass sie nur nicht wissen, was da noch alles in ihnen – in dem Mann – steckt. Würde man sie fragen, dann könnten sie es bestimmt nicht verstehen, dass jemand meinen könnte, sie würden zu früh aufgeben. Und wenn sie sagen, dass sie nicht mehr haben, dann ist es ihre volle Wahrheit – denn ich bin mir sehr sicher, dass sie es wirklich ehrlich meinen mit der Liebe, die sie geben wollen.
Ich denke, dass sich da ein 'Teufelskreis' dreht. Sie versuchen wirklich alles und geben auch alles, aber sie landen immer wieder an demselben

Punkt, wo es irgendwie scheinbar nicht mehr weiter geht. Und genau da fallen sie dann wieder auf sich selbst, in ihr kleines Selbst zurück und bestärken damit wieder das alte Gefühl, dass sie eben so sind wie sie sind, und dass das alles ist, was es zwischen Männern und Frauen gibt.
Hab schon gedacht, ob vielleicht genau da dieses weiterführende Seminar ansetzen sollte? Ich glaube nämlich, sie haben es einfach nur noch niemals erfahren dürfen, wie sehr sie in der Frau wirken können. Nochmals danke für die Frage, sie hat Dich in mir wieder so lebendig und nah gemacht."

"Danke Dir auch, Du besonderer Mann ...
... Ja, das bist Du, weil Du Dein Mann-Sein in der Tiefe spürst und lebst ... So, dass ich es auch spüren und erleben kann in der Art, wie Du mit mir bist! Und mich dadurch noch mehr als Frau fühle.
Ich bin sehr glücklich, dass wir es gemeinsam erforschen ... und dann auch noch mit anderen teilen können.
Also zu Deinen Überlegungen:
Ich denke und fühle genauso wie Du, dass diese Männer ihr 'Bestes' tun, und dass sie gar nicht wissen, welches Potenzial sie in sich haben. Ist es nur Unwissenheit und Verunsicherung, weil es ihnen bisher keiner gesagt hat? Vielleicht Angst, den sicheren Boden zu verlieren? Die Vertrautheit, so zu sein, wie sie sich bisher kennen, zu verlieren? Müssten sie dann zugeben, dass sie vom Mann-Sein keine Ahnung haben? Obwohl sie sich doch ein Leben lang schon darum bemühen, der tolle Hecht, der ganze Kerl zu sein (das sind sie ja, die, an die ich denke). Würde ihr Selbstwertgefühl zu sehr leiden, wenn sie zugeben würden, dass sie keine Ahnung haben, wie sie ihre Frauen erreichen sollen? Hätten Sie Sorge, plötzlich zu versagen, wenn sie es versuchen würden? Oder wüssten sie einfach überhaupt nicht, wie sie es anstellen können?
Ich weiß, Du versuchst mir klar zu machen, was in den Männern vorgeht. Wir Frauen schwimmen ja auch im 'Dunkeln' herum, aber viele von uns haben zumindest eine Ahnung, dass es da noch mehr geben muss. Weißt Du, es sind lauter Frauen, die diese Liebes- und Sex-Bücher schreiben und in diesen Büchern, die man jetzt auf dem Markt findet, die große leidenschaftliche Liebe beschwören. Mir scheint, nach der etwas altertümlichen und eher keuschen Liebesroman-Phase von früher ist jetzt die 'Heißer-Sex-in-einer-großen-Liebesgeschichte-Welle' ausgebrochen. Da schreiben lauter Frauen, die ihre Traumprinzfantasie in Buchform ausleben. Viel emotionales Auf und Ab und Beziehungsdramen ohne Ende im Wechsel mit ständigen Sex-Szenen, die alle einen gemeinsamen Tenor

haben. Er erreicht sie so tief und leidenschaftlich, wie keiner zuvor ... Und sie schmilzt dahin.
Ich glaube nicht, dass Männer etwas aus diesen Büchern lernen. Selbst, wenn die Sehnsucht der Frauen verständlich wird, werden viele Männer sich doch nur mit dem Traumtypen vergleichen (warum muss er eigentlich immer wahnsinnig gut aussehen, jung, reich und endlos potent sein?) ... und innerlich abwinken.
Was allerdings an diesen Traummännern interessant ist, ist, dass sie – obwohl emotional meist schwer traumatisiert und beziehungsunfähig – in sexueller Hinsicht absolute Experten sind. Frau kann sich ihnen komplett anvertrauen. Sie wissen genau, was sie tun. Sie tun es mit Souveränität und (spätestens nach der Hälfte des Romans) mit totaler, leidenschaftlicher Liebe. Sie übernehmen die Führung und wissen auf diesem Gebiet ganz genau, was die Frau braucht ...
Und eben das wissen die realen Männer nicht. Beziehungsweise wissen nicht, dass sie es können. Oder wollen es nicht wissen? Oder halten das alles für Fantasien und utopische Wunschvorstellungen der Frauen. Aber frustriert von ihrem Liebesleben sind sie immer wieder, wenn sie an diesen toten Punkt kommen, den du beschreibst. Und dann fallen sie in ihre alten Gewohnheiten zurück. Dabei lieben sie ihre Frauen wirklich, da hast Du recht.
Wie können sie also erleben, was sie bewirken können? (Ich denke, wir werden Zugänge dazu in diesem Seminar finden.)
Ich liebe Dich dafür, dass Du so bist, wie Du bist, und überdies so absolut real und kein Typ in einem Buch!"

"Du wunderbare, kluge Frau.
Es ist schön, Dich als Mann lieben zu dürfen – danke.
Du hast mit allem, was Du da über die Männer schreibst, einfach nur recht. Ja, ihr blöder ständiger Wettbewerb mit allen Auswirkungen auf ihr Denken – ganz besonders auch auf ihre eigenen Emotionen – steht ihnen wie ein fast unüberwindliches Bollwerk unvermittelt immer wieder im Weg und macht ihnen das Leben (die Liebe) schwer. Das ist alles so gemein richtig, wie Du es siehst, und ja, genau darum können sie auch die Botschaft dieser Frauen, die eigentlich nur ihre tiefe Sehnsucht nach uns Männern beschreibt, nicht sehen. Total gemein ist aber, dass sie genau dieses Bollwerk erst komplett übersteigen müssen, wenn sie wirklich weiterkommen wollen, und, meine Liebe, das ist schwer – bitte glaub mir das.

Da müssten sie eigentlich viel mehr Bestätigung erfahren. Bestätigung, wenn sie richtig sind, wenn sie auf dem richtigen Weg sind. Und die Bestätigung müsste genau von dort kommen, wo ja eigentlich etwas ganz anderes von ihnen erträumt wird. Nicht, dass sie wieder einmal (wie von Mami) an die Hand genommen werden. Und ich glaube, genauso weit sind sie schon, diese Männer, dass sie das wissen. (Eben das meine ich, wenn ich von einem Teufelskreis spreche.)
Sie wissen schon von ihrem Part, ihrer Aufgabe, aber sie wissen vielleicht einfach noch nicht genug darüber, wie sie es machen sollen, wie es richtig ist ... Und das bei einem 'Spiel', wo es dieses grundsätzliche Richtig und Falsch doch gar nicht gibt! Wo alles, was bis eben noch völlig richtig war, plötzlich nicht mehr funktioniert!
Ich denke, es geht ihnen wohl ein wenig wie diesem Spinnenmann, der seine Frau schon will! Aber wehe, wenn er es nicht schafft, sie so zu verzaubern, dass sie nicht mehr ans Fressen denkt ...! Ja, es ist erwiesen, dass nicht alle Spinnenmänner dabei aufgefressen werden – aber was machen die, die davonkommen, anders, sodass sie es überleben?

Nun, die Menschenmänner haben da einen vermeintlichen Vorteil: Sie sind meist körperlich größer als ihre Frauen. Und genau dahin gehen sie dann eben wieder, wenn sie unsicher werden. Zurück in ihre bisherige Erfahrung, in ihre vertrauten Verhaltensmöglichkeiten, die ihre vermeintlichen Stärken sind. Verstehst Du mich, mein Schatz, ich denke, sie wissen einfach nicht, wie's geht!
Was richtig ist – jetzt, in diesem Moment das einzig Richtige ist –, können sie nur daran erkennen, wie sie gerade in der Frau wirken. Das kann ihnen absolut niemand vorher sagen! Um dies zu erkennen, müssten sie nämlich schon mit allem, was sie sind, bei ihr sein. Ich versuche ihnen schon lange verständlich zu machen, dass sie nur dann mit einer Frau in die Tiefe kommen, wenn sie zunächst bereit sind, sich selbst komplett zurückzunehmen!

Auf 'Spinnendeutsch': Er muss bereit sein, sich so lange und so oft 'auffressen' zu lassen, bis sie, die Frau, nur noch Liebe ist, um ihr genau dann zu zeigen, dass er, der Mann, das war. Dass er derjenige ist, der das in ihr bewirken kann! Einfach, dass er der Mann ihrer Träume ist! Das geht nur, wenn der Mann die ganze Zeit dabei weiß, wo er mit ihr hin will. Wenn er in dem Wissen darum, was er wirklich will, stark genug ist, dann könnte sie ihn niemals fressen, weil er in Wahrheit immer der Stärkere ist.

Ich bin total überzeugt davon, dass selbst die Spinnenfrauen ihre Liebhaber nicht fressen, weil sie hungrig oder gar gierig sind, sondern vielmehr, weil ihre Angst vor ihnen auch in der Liebe immer noch größer ist das Vertrauen auf ihren Liebhaber und das, was er bewirken kann. Ja, Liebe, das mach mal einem Mann in seiner ganzen Tragweite verständlich, der es gewöhnt ist, dass sie erst wieder bereit ist für ihn, wenn sie lange genug gelesen und geträumt hat und dann mal wieder wenigstens ein bisschen was 'Reales' braucht! Ein Teufelskreis!
Und dennoch: Ich glaube, sie lieben, sonst wären sie nicht schon soweit, dass sie Wege in die Tiefe suchen ... Ja, dabei würde ich ihnen gerne helfen, diese Wege verständlich zu machen.

Und ganz besonders möchte ich natürlich, dass Du mich verstehen kannst. Du bist mir wichtig!
Ich liebe Dich nämlich!"

11. Sex ist nicht einfach - für Männer

"Eine Freundin hat mir erst vor kurzem erzählt, dass ihr pubertierender Sohn neulich die Frage an sie stellte: 'Mama, kannst du mir sagen, wann das wieder aufhört, dass ich nur noch an Mädchen denken muss?' Ich habe ihr diese Frage, die sie wohl irgendwie an mich weiterreichen wollte – weil sie es selbst ja wahrlich als Frau nicht wissen kann –, mit wirklich nur zwei Worten abschließend beantworten können. Und die waren: 'Nie wieder!'
Dies nur als Bekräftigung dafür, dass es in uns Männern wirklich, einfach so, irgendwann aus unserer Kindheit heraus plötzlich anfängt – und dann nie wieder aufhört."
(Karl-Heinz)

Männer haben es auch nicht leicht

Ich glaube, früher - vor ein paar Hundert Jahren - hatten es die Männer leichter. Sex war einfacher zu haben, sofern man(n) eine Frau, Magd oder Mätresse hatte. Die romantische Liebe galt als lebensferne Träumerei, die Liebesehe steckte noch in den Kinderschuhen und Beziehungen waren noch nicht so komplex und anspruchsvoll. Die Rollen von Männern und Frauen waren klar, die Erwartungen aneinander hielten sich im überschaubaren Rahmen. Und als Frauen dann vermeintlich kompliziert - weil zunehmend sexuell unzufrieden - wurden, kriegte irgendeiner das Problem mit der Diagnose 'Hysterie' bald wieder in den Griff. Es gab früher keine Frauenzeitschriften, in denen Anleitungen beschrieben und Diskussionen geführt werden, wie man(n) es im Bett 'richtig' macht - aber auch keine Pornografie zur Anregung. Weniger Vorlagen, weniger Vorgaben. Es gab auch keine Übersexualisierung wie heute: Sex auf allen Kanälen! Wie man sagt, sind wir heute "oversexed and underfucked". Früher waren die Dinge klarer, und der Sex war für Männer einfacher. Entweder sie hatten ihn oder hatten keinen. Selbst Päpste durften Sex haben, also ...
Heute, denke ich, ist es ein wenig anders. (Päpste dürfen nicht ...) Und normale Männer müssen erst einmal sehen, wie sie mit den wesentlich komplexeren Spielregeln und ihrem immer noch gleich starken sexuellen Ur- (An-) Trieb umgehen. Es fängt schon früh an.

Schon Jungs haben es heute wirklich nicht so leicht, das Spiel mit den Mädchen zu beherrschen. Ich hörte erst kürzlich davon, dass sich eine neue Art von Traumatisierung bei Jungen zu häufen scheint. Sie wird hervorgerufen durch eine neue Quasi-Stärke bei Mädchen, welche einen verliebten Jungen, der sich gerade mal zum ersten Mal traut, in seiner 'Männlichkeit' derart herb abweisen, dass er sein Selbstbewusstsein nicht mehr wiederfindet. Seit Jahren schon gibt es eine Tendenz bei jungen Frauen zu mehr 'Coolness' (darauf möchte ich noch zurückkommen). Ob es die entwicklungsbedingte Überlegenheit der jungen Frauen ist, ihr neues Selbstbewusstsein oder die zunehmende weibliche Aggressivität - manche jungen Männer, die gerne eine Freundin hätten, haben bei solch taffen Mädels schnell verloren.

Dabei ist es - wie ich von männlicher Seite weiß - für einen jungen Mann ohnehin nicht leicht, mit seinem Körper und all diesen Empfindungen umzugehen. Er spürt da eine neue starke sexuelle Energie im Körper und hat eine Menge Wünsche, Vorstellungen, Fantasien im Kopf ... Und nun soll er sich in einem verwirrenden Dschungel mit dem anderen Geschlecht seinen Weg bahnen? Erst einmal - so sagt mein Geliebter - wird er viele Fehler machen. Und froh sein über jeden - sexuellen - Erfolg. Er macht gute und schlechte Erfahrungen, bevor er einigermaßen selbstsicher - sich seiner männlichen Performance sicher - sein kann und beginnt, sich mit dem Sex wirklich wohlzufühlen.
Und es bleibt anspruchsvoll, auch wenn die Sexualität dieses jungen Mannes inzwischen recht gut funktioniert. Denn Frauen wollen befriedigt werden! Also auch Männer haben Stress!

Es ist nicht mehr ganz so einfach, wie damals für meinen ersten Freund und Liebhaber, der mir weismachte, ein Orgasmus sei bei Frauen erst nach zwei Jahren Übung zu erwarten. Das wisse er von seiner großen Schwester. Ich hatte damals schon meine Zweifel, aber heute glaubt ihm das kein weibliches Wesen mehr. Männliche Sexualität - so 'reibungslos' sie für die meisten Männer heute immer noch 'läuft' - ist mit deutlich mehr Leistungsdruck und Stress verbunden als früher. Verbreitete Lustlosigkeit bei Männern ist nicht selten die Folge. Insgesamt, habe ich gehört, scheint die Häufigkeit, Sex zu haben, tendenziell rückläufig zu sein.

Dabei spielt natürlich auch eine Rolle, dass Männer in der Zeit ihres Lebens, in der sie sich am intensivsten als Mann fühlen könnten - selbstsicher, erfahren und kraftvoll -, auch in der Welt am meisten eingespannt sind. Das bedeutet: unsichere oder stressige Jobsituation, Verantwortung für Familie, Kinder, Haus, Zukunft. Alles lastet auf ihm. Und entsprechend kommt er von der Welt nach Hause (oder eben ins Bett), müde und erschöpft. Wenn er nun auch noch der Held sein soll ...

Ist genug Liebe im Körper?

Für den reiferen Mann kommt es - aus meiner Sicht als Frau - sehr darauf an, was er bis dahin gelernt hat. Welchen Stellenwert die Liebe mittlerweile in seinem Leben hat. Wie weit er sich zu dem authentischen, nicht allein äußerlich erwachsenen, reifen Mann entwickelt hat, und ob ihn das Leben bis dahin gelehrt hat, wer er ist und was echte Intimität bedeutet. Vielleicht hat er sich schon ein paar Mal diese Fragen gestellt: "Was will ich wirklich? Was macht mich wirklich glücklich?" Wenn seine 'erste Ehe gescheitert' ist, wird er sich womöglich gefragt haben, wie viel Lebenszeit er eigentlich dem Job schulden will, ob er weiterhin der Gesellschaft, Karriere, Rentenkasse zur Verfügung stehen will. Oder ob er der Liebe dienen möchte, die ihm das Leben möglicherweise noch ein zweites oder weiteres Mal schenkt.

Vielleicht hat er festgestellt, dass ihm bisher keiner wirklich sagen konnte, was Frauen glücklich macht. Er würde nicht alleine damit stehen. Sogar Sigmund Freud, der es ja eigentlich hätte wissen müssen, kam zu dem Schluss, dass er nicht herausgefunden habe, was Frauen wollen. (Und wahrscheinlich hat ihm auch keiner den Unterschied zwischen 'Sex' und 'Liebemachen' gezeigt.) Wenn der Mann älter wird, wird er vielleicht feststellen müssen, dass seine physischen Reaktionen auf sexuelle Reizmuster nicht mehr so zuverlässig funktionieren. Wenn seine Erregung bisher nur über den reinen sexuellen Trieb angestoßen worden ist (z. B. durch erotische Bilder), und wenn er nicht ausreichend gelernt hat, körperlich zu lieben, wird er angesichts nachlassender rein 'sexmotivierter' Potenz Schwierigkeiten bekommen.

Für einen jungen Mann ist Sex psychisch vielleicht noch nicht einfach, aber körperlich leicht. Seine sexuelle Kraft kommt aus der puren Lebensenergie des Körpers und lässt sich leicht mit einer optischen und anderen Stimulation in eine Erektion steuern - manchmal sogar, ohne dass er es will. An Kindern können wir sehen, wie schwer sich Lebensenergie bremsen lässt. Sie scheint unbändig und wie ein nie leer werdendes Reservoir. In der Tat ist sie das aber nicht. Wenn wir älter werden, müssen wir unsere Energie immer wieder neu aus unserem Körper hervorholen, wir müssen unsere 'Batterien aufladen', uns 'in Schwung bringen'.
In der Sexualität kommt die Energie - wenn Du mit genügend Liebe 'Liebe machst' - aus dem Herzen. Wenn Du die Kraft Deiner Liebe zu Deiner Frau spürst, fließt sie in Deine Erektion ein, eigentlich sogar in den ganzen Körper. Und das spürst Du!

Wenn Du diese Dinge inzwischen herausgefunden hast oder Dir jetzt zumindest neue Fragen über Liebe und Intimität stellst, musstest Du Dir wahrscheinlich vieles mühsam alleine erarbeiten und unter Umständen einen hohen Preis dafür bezahlen. Viele Menschen - Männer wie Frauen - kommen erst zu mir in ein Seminar, nachdem sie ausreichend negative Lebens- und Beziehungserfahrungen gemacht haben, um das zu erforschen, was ihnen bisher keiner vermittelt hat. Wenn Du Glück hast, bist du bereits dabei!

Der Trieb

Aus dem Tagebuch eines x-beliebigen Mannes könnte dieser Bericht stammen, welcher deutlich macht, womit Männer es zu tun haben, wenn es um die Triebfrage geht:

„Wenn ich immer wieder mal Frauen abfällig über Männer lachen höre, dann denke ich oft: 'Ich will ja nicht gehässig sein, aber ich würde Euch schon einmal wünschen, nur einen einzigen Tag lang **das** erleben zu müssen, was Ihr in uns Männern anstellt.' Ich kann mich an Tage erinnern, da war das so heftig, dass eigentlich nur ganz am Anfang - gleich nach dem Erwachen in diesen neuen Tag - Ruhe in mir war. Und sonst nichts als Trieb. Ja, das Aufwachen ist noch gut! Selbst die Sonne, die meine Augen so hell blendet, dass es schon ein wenig darin schmerzen will, ist noch gut!

Dieser Schluck kaltes Wasser beim Zähneputzen ist noch gut! Wenn dann keine Zeitschriften herumliegen, kein Kalender an der Wand hängt, alle Verpackungen brav geschnipselt im Papiermüll entsorgt liegen und nicht irgendwer seine Kataloge wieder mal vergesslich liegen ließ –, dann ist selbst noch bis nach dem Frühstück alles gut! Gefährlicher wird es schon, wenn ich meine Wohnungstür öffne und 45 Stufen durchs Treppenhaus nach unten jogge …
… wenn ich mich eigentlich nur über die warmen Sonnenstrahlen freuen möchte, nachdem es tagelang nichts anderes als geregnet hat, hüpft auch schon der Erste frech auf und ab und hin und her und frisst meinen Blick in seinen so unwiderstehlichen Rhythmus hinein. Der erste Frauenrock tanzt an mir vorbei – und was für einer! Und sofort ist nichts mehr gut und schon gar nichts mehr in Ordnung! Mein Blutdruck ist mindestens doppelt so hoch. Ein leichtes Kribbeln beginnt in meinem Nacken … Meine Stirn wird deutlich kühler … Leicht unterhalb des Magens ist auch schon was zu spüren. (Wohl gemerkt, ich habe immer noch keinen einzigen Gedanken gedacht! Habe noch nicht mal gemerkt, dass ich nicht atme.)
Langsam beginnt mein Blick damit, grösser zu werden. Aus dem hüpfendem Hin und Her und Auf und Ab wird eine grazienhafte durch Fesseln, Knie, Po, Hüfte und Schultern schlängelnde Versuchung. (… ich habe noch keinen Gedanken gedacht … noch nicht einmal bewusst eine Farbe gesehen!) Mein Körper reagiert einfach, ohne mich danach zu fragen, ob ich es will oder nicht. Er macht einfach, was **er** will … Ungefähr in diesem Moment setzt bei mir wieder mein Denken ein. Und ich ärgere mich über mich selbst. Und kann's doch nicht lassen, nochmals hinzusehen. 'Mann, du alter Depp', denke ich bei mir selbst, 'nun bist du schon über sechzig, und es ist doch immer noch das Gleiche mit dir.' … Noch während ich dies denke, habe ich nochmals rübergeblinzelt.

… Überall, wo Frau mir begegnet, läuft dieses Programm in mir ab, und ich kann überhaupt nichts dagegen tun, weil ich dabei ohne 'Denken' bin! Mal ist es fast nicht spürbar und dann wieder so heftig, dass ich mich danach lieber verstecken möchte – zumindest dann, wenn ich dabei auch noch entdeckt oder beobachtet wurde. … Dann ist es mir eher peinlich, und ich würde mich in solchen Momenten am liebsten verkriechen.

Doch in Wahrheit geschieht es einfach! Absolut ohne mein Zutun! Vielleicht einfach nur, weil ich in einem männlichen Körper stecke. Jedenfalls fragt mich nichts und niemand zuerst oder irgendwann danach, ob ich das überhaupt möchte oder nicht!

Ja, Ihr Frauen, die Ihr da gerade wieder mal über die Männer herzieht und sie lächerlich findet – lebt einmal einen Tag lang mit diesem Trieb! Mal sehen, wie lächerlich Ihr Euch dann abends findet. Und(!) – das wäre dann nur ein Tag aus einem ganz normalen Männerleben. Ich schwöre alle Eide, die man von mir fordern könnte, alles dies geschieht in mir, ohne dass ich zuvor oder dabei auch nur einen einzigen Gedanken an 'das Eine' gedacht hätte. Es geschieht einfach so! Nur, weil Frau mir begegnet! … Es geschieht so oft am Tag, dass bald ganz vieles davon etwas ganz Normales ist. Es ist halt Frau in meiner Nähe!
… Ja, der Trieb ist in uns Männern! Aber nein, ich bin mir ganz sicher, dieser Trieb ist nicht der Mann!"

12. Sex ist nicht einfach – für Frauen

"Wenn Du denkst, 'bei mir funktioniert es nicht', gibst Du dem Mann keine Chance. Er hat eigentlich keine Möglichkeit, Dich zu erreichen. Er kämpft gegen alle Dämonen, die es in der Frau gibt."
(Stephan)

"Ich habe nach der männlichen Vorstellung gelebt, wie eine Frau zu sein hat. Weil ich ihm gefallen wollte. Deshalb hab ich das Bild vermittelt: Ich bin eine Frau, mit der Sex Spaß macht. Und mich damit selber enorm unter Druck gesetzt. Die Männer, mit denen ich zusammen war, fanden das gut. Schwierig wurde es aber, wenn ich keine Lust mehr hatte. Das endete dann damit, dass der Mann sagte: 'Du bist prüde und frigide' und sich neben mir im Bett einen runterholte."
(Jessica)

Ich war noch nicht lange mit meinem Mann zusammen (und wir waren noch nicht verheiratet), da sprach er auf einem Spaziergang ein Thema an, das ihm zu schaffen machte. Er würde es sehr genießen, dass ich so zärtlich sei. Ich würde ihn überall berühren und seinen ganzen Körper streicheln – außer seinen Penis. Um den würde ich immer einen Bogen machen! Als er das sagte, wurde mir erst bewusst, dass es stimmte. Ich konnte ihm auch sofort sagen, warum. In all meinen Erfahrungen mit Männern hatte ich es erlebt, dass eine gewisse Gier auftauchte, wenn ihr Penis gestreichelt und erregt worden war. Es war nicht die Lust, die mich störte. Es war das unausgesprochene oder ausgesprochene Motto: Wer A sagt, muss auch B sagen. Meine Erfahrung sagte, wenn ich ihn errege, muss er auch – egal wie – zu seinem Höhepunkt kommen.
Das 'Muss' hat mich gestört, es hat stets ein schales Gefühl in mir hinterlassen. Es war, als würde ein zu direktes, sexuelles Streicheln einen Dämon aus seiner Ecke holen, der dann den weiteren Verlauf der Liebessituation fest im Griff hatte – und der dann bedient werden wollte. Genau das wollte ich nun vermeiden. Unsere Beziehung war mir zu kostbar. Ich wollte den Dämon und meine Emotionen dazu nicht einladen. Mein Mann gab mir eine tolle Antwort darauf:

"Das wird nicht geschehen. Es gibt keine Verpflichtung, zu irgendeinem 'Ende' zu kommen. Bei mir kannst Du jederzeit aufhören."
"Wie schön," dachte ich, "hört sich gut an. Allein, mir fehlt der Glaube ... Das muss ich erst mal erleben!"

Weibliche Furien

Manchmal könnte man meinen, viele Männer finden Kommunikation mit Frauen stressig, und ziemlich viele Frauen finden Sex mit Männern anstrengend. So sieht es zunächst aus. Einerseits ist die Sexualität für Frauen deutlich störanfälliger als für Männer. Andererseits ist Sex ein besonders 'beliebter Spielplatz' oder 'ein Minenfeld' für weibliche Emotionalität. Und diese **ist** anstrengend! "Es könnte doch so einfach sein!", höre ich die Männer sagen. Aber es ist nicht einfach. Und vielleicht ist das sogar gut so?

Wir haben bereits über die Furie gesprochen. Gerade in der Sexualität kann sie, manchmal unvermittelt, manchmal launenhaft ihre negative Ladung gegen den Mann zum Ausdruck bringen. Da ist zum einen die Wut. Ich habe sie schon erwähnt. Sie taucht auf als die Wut auf den sexuellen Missbrauch, auf die Gier des Mannes, auf seine Rücksichtslosigkeit in der Sexualität. Denkt nicht, ich übertreibe. Sie kann tatsächlich sehr heftig, sehr zornig und rachsüchtig sein. Wenn diese Wut erst einmal entzündet ist, wirst Du als Mann für alle Männer (!) verantwortlich gemacht. Die Frau wird Dich nicht in ihren Körper hineinlassen. Sie wird Dich in eine Reihe stellen mit den Vergewaltigern. Und wenn sie es nicht offen sagt, findet sie andere Gründe dafür, warum Du ihr 'so nicht kommen kannst' ...; bis Du es merkst, dass der kollektive Schmerz in der Frau groß ist!

Dann gibt es die Angst - vor der Gewalt des Mannes, vor Grenzüberschreitungen. Auch davor, dass es unangenehm ist oder weh tut. Ich übertreibe hier nicht. Sie muss ihn hineinlassen - unterschätz' das nicht. Frauen geben es oft nicht zu - zumal sie es selbst kaum spüren –, aber ich glaube, jede Vagina leidet unter mehr oder weniger subtilen Verspannungen. Es ist die Anspannung aus Sorge davor, dass es nicht angenehm ist, oder eine Verhärtung als Reaktion auf lieblosen Sex, ein 'Sich-Wappnen' aus Angst vor

einem Penis, der zu schnell, zu ungeduldig, zu fordernd ist.
Ein junges Mädchen, das vor einiger Zeit zu mir in die Beratung kam, erzählte, sie traue sich kaum, alleine U-Bahn zu fahren aus Angst vor den Männern. Ihre Mutter habe ihr **eines** ganz klar gemacht: Jeder Mann ist ein potenzieller Vergewaltiger! Wir wissen, dass das **so** nicht stimmt. Andererseits stimmt es – in unserem kollektiven Denken.

Dann gibt es Scham und Selbstzweifel. Insbesondere Letzteres (wir hatten das Thema bereits) wirkt sich verheerend aus in der weiblichen Psyche und ganz besonders in der Sexualität. Selbstzweifel gebären negative Erwartungen und Befürchtungen. Die Frau hat Angst, dass sie - wieder mal - nichts spürt, dass die Lust 'weggeht'. Sie befürchtet, dass sie nicht 'orgasmusfähig' ist. "Jede dritte Frau bekommt keinen Orgasmus" erfahren wir bei "Making Love" (MDR, Folge 4). Sie glaubt, dass sie nicht sinnlich, nicht schön, nicht Frau genug ist. Die Liste ist lang ... Sie fühlt sich selbst nicht liebenswert genug.

Als Mann hast Du kaum eine Chance. Du kannst ihr nicht das Gegenteil beweisen, wenn sie es dir nicht glauben will, und wenn sie in ihrem Körper andere Signale wahrnimmt. Die Angst vor dem Unangenehmen lässt ihren Körper verkrampfen. Die Angst vor dem Stress führt zu noch mehr Verspannung. Die Angst vor dem 'Nicht-spüren-Können' verstärkt sozusagen die Verhärtung, das 'Nicht-Fühlen'. Die negative Erwartung sorgt für ihre eigene Erfüllung dessen, was sie befürchtet. Es ist eine Negativspirale in ihrem Kopf – aus der sie nicht (mehr) herauskommt. Was sich daran anschließt, sind Neid, Frust und Resignation. Neid auf andere Frauen und auf den Partner, der's mal wieder 'so einfach hatte' mit seiner Erregung und seinem Orgasmus. Wer hat eigentlich gesagt, dass Frauen nicht auch unter 'Erektionsproblemen' leiden? Nur sind sie eben nicht so sichtbar! Die Frau ist frustriert, aber sie hält still und 'lässt es über sich ergehen', auch wenn sie gar nicht in Stimmung ist. Die Furie ist dann vorprogrammiert!
Ich hörte einmal eine Frau im Seminar sagen: "Wenn ich keine richtige Lust habe und es für ihn trotzdem mache, dann muss er dafür bezahlen!" Das war wörtlich gemeint. Auf ihrem Nachttisch stand eine kleine Kasse dafür. Ab und zu kaufte sie sich davon 'was Schönes'. Das hat die Furie besänftigt.

Aber es geht noch viel weiter – die schlimmste Emotion ist die Verachtung! Die Frau verachtet den Mann für seine sexuelle Gier. Noch mehr, sie verabscheut seine Bedürftigkeit! Die Furie verachtet den Mann dafür, dass er sich benimmt wie ein Bettler, ein kleiner Junge, der 'ständig was von ihr will'. Sie sieht ihn wie einen sabbernden Hund, der 'es nötig hat und dem der Sex schon zu den Ohren rauskommt'! Das ist Verachtung. Und wenn sie einmal anfängt – Ihr Männer – Euch **so** zu sehen, dann habt Ihr verdammt schlechte Karten. Auch das ist kollektiv. Ihr könnt es spüren, denn auch das hat eine lange Geschichte und, so leid es mir tut, einen wahren Kern.

Männliche Dämonen

Barry Long (ich zitiere hier lieber einen Mann) sagte einmal dazu, dass alle Männer vom Sex besessen sind. Wenn wir diese Behauptung nicht gleich als Urteil auffassen wollen – und weil wir die Männer genauso wenig verurteilen wollen wie die Frauen, sondern besser verstehen –, müssen wir diese Tatsache tiefer an uns heranlassen. Zunächst einmal ist es wichtig zu begreifen: Es bist **nicht Du**, der sexbesessen ist, sondern es gibt eine Energie **in Dir**, die dazu führen kann. Barry Long nannte sie 'The Testosteronial Drive'.

Da ist zunächst dieser rein biologische, instinktmäßige, männliche Trieb. Er steuert Deinen Körper in die Lust hinein und auf den Orgasmus zu. Du hast schon genug damit zu tun, ihn unter Kontrolle zu halten, wenn Du Deinen Körper und beispielsweise den Zeitpunkt Deines Orgasmus steuern willst. Wenn aber nicht Du den Trieb, sondern er Dich kontrolliert und zu viel testosterongeschwängerte Energie Dein Gehirn überschwemmt, wird daraus 'Sexbesessenheit'. Es ist interessant, dass unter allen männlichen Lebewesen nur die menschlichen aus ihrem biologischen Trieb eine 'Sexbesessenheit' machen können. Ich habe einmal einen Artikel über Affen im Zoo gelesen, die sich völlig ungeniert 'einen runterholen'. Aber genau das ist der Punkt: Sie denken sich nichts dabei. Während wir unsere Fähigkeit, zu denken und zu fantasieren, dazu benutzen, eine richtig 'geile Sache' daraus zu machen. Wir missbrauchen unsere Vorstellungskraft dazu, und irgendwann mündet genau diese Kunst in selbstbezogene, lüsterne Gier,

die nur noch auf ihre eigene Befriedigung aus ist. Das ist 'Sexbesessenheit'.
Sie ist die potenzielle 'Monsterseite' Deines Sextriebs. Sie kann Dein Denken bestimmen und Dich zu ihrem Sklaven machen. Sie ist gefährlich - weil habgierig und unersättlich - wie ein Dämon oder ein schlafender Drache. Vor allem stimme ich mit Barry Long darin überein, wenn er sagt, sie ist in **jedem** Mann! Und als Energie zudem leider ansteckend. Manche meinen sogar, auch Frauen haben bereits damit angefangen. (Und ich fürchte, das stimmt). Deshalb ist es absolut wichtig, dass Du diesen Dämon in Dir kennst! Du kannst und sollst ihn nicht auslöschen, aber Du kannst wissen und lernen, mit seiner Energie in Deinem Körper und Geist umzugehen.
Du bist der Held, der den Drachen in seinem Körper beherrscht. Nicht der Drache beherrscht Dich. Darin zeigt sich die wahre Stärke eines erwachsenen, authentischen und bewussten Mannes. Du kennst Dich und Du kannst Deine sexuelle Energie kontrollieren und lenken. Auch das macht den wesentlichen Unterschied zwischen einem unreifen, konsumgeilen, verantwortungsscheuen kleinen Jungen, der nur seinen Spaß haben will, und einem wirklichen Mann. Frag' Dich das ehrlich: Wem steht Deine sexuelle Energie zur Verfügung - Dir oder Deiner Sexbesessenheit? Dienst Du ihr oder stellst Du Deine männliche Kraft in den Dienst der Liebe?
Ich hoffe sehr, dass zukünftig schon junge Männer - vielleicht die jungen Männer der gegenwärtigen Generation - zu ihrer wahren Stärke finden und Lieben lernen. Ich hoffe, dass das Bewusstsein dafür wächst.

13. Die jüngere Generation

"Ich möchte verstehen, was ein Mann in bestimmten Situationen von mir erwartet und wo er anders tickt als ich."
(Claudia, 32)

"Was macht man, wenn die Lust auf Sex unterschiedlich groß ist?"
(Anna, 20)

"Viele Frauen, die ich kenne, können ihre Zusagen nicht einhalten. Oder sie sagen etwas und meinen es eigentlich ganz anders."
(Jan, 19)

"Es fällt mir leicht, offen über alles zu reden, Liebe, Geborgenheit und Gefühle zu zeigen. Gute Erfahrungen sind für mich tiefe und innige Freundschaften, genauso wie gefühlvoller Sex oder eine 'Kuschelrunde'." (Dominik, 22)

"Wie liebt man, ohne sich selbst aufzugeben?"
(Lisa, 30)

"In unserer Generation geht es darum: möglichst viel, möglichst schnell, möglichst gut."
(Kristara, Psychologie-Studentin)

Liebe mit 30 plus

Sex ist so viel selbstverständlicher geworden und allgegenwärtig. Alles ist erlaubt, beide Geschlechter tun das, was ihnen Lust macht. Sex soll Spaß machen, es geht um's Genießen, um größtmögliche Lust, so einfach und geradlinig wie möglich. Wir reden über alles. Und jeder sagt, was er oder sie will. Es gibt (fast) keine Tabus. Wir finden alles normal, wir wissen über alles Bescheid. Eigentlich frei, locker und gut so. Aber ist das wirklich so?
Ich frage mich z. B., wie es heute den jungen Frauen Mitte 30 geht. Sind sie wirklich so frei und souverän? Sex ist sicher lockerer geworden, und manche finden es ganz normal, sich bei passender Gelegenheit einen 'süßen Typ' für eine Nacht an der Bar, in der

Disco oder auf der Party zu besorgen - genauso, wie es manche Männer tun. Die Erwartungen, was dann läuft, sind auch klar: Das Repertoire, welches zu seiner Befriedigung führt, Blow-Job inklusive, und ebenso das für ihre Zufriedenheit. Das mag sicher nicht für alle die Normalität sein, aber es entstehen tatsächlich ganz neue 'Spielregeln', die sich auswirken werden auf ganze Generationen danach.

Ein Beispiel dafür ist die Intimrasur. Welch ein Phänomen, dass sich innerhalb weniger Jahre die Vorstellung, mehr oder weniger komplett rasiert sein zu müssen, voll durchgesetzt hat! Alles andere ist 'igitt'! Neulich las ich die Einschätzung einer amerikanischen Forscherin, die glaubt, dass es auf keinem amerikanischen College-Campus mehr ein einziges weibliches Schamhaar gibt. Nicht falsch verstehen, ich habe nichts gegen Intimrasur. Man könnte sagen, ok, es ist wieder mal ein Schönheitstrend, wenn da nicht das kollektiv abgelehnte 'Ekelfaktor-Etikett' wäre, mit dem unrasierte Menschen versehen werden! Ich weiß nicht, wie viele - gerade junge - Frauen und Männer sich diesem Druck entziehen können. Und eins ist klar: Auch Männer bleiben nicht verschont, was Haarentfernung und Erwartungen an einen schönen - weil glatten(?) - Body betrifft.

In einem interessanten Kommentar dazu las ich kürzlich, dass doch die Behaarung eigentlich genau das ist, was die erwachsene Scham einer Frau von der eines Mädchens unterscheidet - und ich denke, dasselbe gilt für die Brustbehaarung von Männern. Wollen wir wieder wie Mädchen und Jungs aussehen? Wollen wir keine erwachsenen Frauen und Männer mehr sein?

Das nächste Problem lauert dabei schon um die Ecke: Da nicht alle weiblichen Genitalien der strengen 'Schönheitsnorm' entsprechen (im Gegenteil, viele sehen nicht ganz so aus, wie sie 'sollten', manchmal sind z. B. die inneren Schamlippen 'zu lang'), steigt die Zahl der Genitaloperationen mittlerweile sprunghaft an. Es gibt dann nicht nur "dieselben gemachten Brüste", sondern auch "dieselben gestutzten Schamlippen", so die amerikanische Sexualaufklärerin Betty Dodson. Und solche Operationen werden, wie mir jemand erzählt hat, schon als Gratifikation an erfolgreiche junge Männer vergeben, um sie ihren Partnerinnen zugutekommen zu lassen. Viele dieser Männer und Frauen geben sich souverän und frei, aber statt echter Befreiung und Souveränität ist daraus wieder eine (im Übrigen nicht ungefährliche) Anpassung geworden.

Abenteuer Liebe zwischen 18 und 28

Seit ein paar Jahren biete ich Seminare für junge Erwachsene zwischen 18 und 28 an. Das Seminarthema lautet "Abenteuer Liebe" und richtet sich an junge Singles und Pärchen. An diesen Wochenenden erforschen sie ihre eigenen Werte, Ziele und Visionen, was das Leben und die Liebe angeht. Sie schauen zurück auf das, was sie bisher erfahren haben und was sie geprägt hat, lernen Neues über den Umgang mit sich und anderen und landen im Laufe der Tage bei tollen Gesprächen in der Runde der jungen Männer und Frauen - unter anderem - über ihre sexuellen Wünsche, Anliegen und Vorstellungen. Es wundert mich nicht, dass das Interesse daran und der Zulauf zu diesen Seminaren immer größer wird, den es geht in unseren Gesprächsrunden nicht darum, 'Probleme zu haben', sondern um einen wirklich guten, ehrlichen und offenen Austausch.

Mein Eindruck ist, dass die um die 20-Jährigen heute sicherer, freier, souveräner wirken und sich 'auskennen' mit Sex. Sie haben schon alles zumindest gesehen, sie sind bestens über alle Spielarten von Sexualität informiert und können deutlich offener und entspannter darüber sprechen als alle Generationen zuvor. Gerade bei diesen jungen Erwachsenen, die zu mir in die Seminare kommen, merke ich, wie viel Weiterentwicklung - vor allem Bewusstseinsentwicklung - in dieser Generation bereits frühzeitig stattgefunden hat. Junge Menschen, die sich für ein Seminar mit dem Titel 'Abenteuer Liebe' anmelden, sind erwartungsgemäß außergewöhnlich weit, was die bewusste Selbst-Reflexion angeht. Ich habe es hier also mit den Vorreitern dieser Entwicklung zu tun, und was sie von sich und anderen ihrer Altersgruppe erzählen, ist für mich überaus spannend und aufschlussreich. Ihre Fragen, Diskussionen und Erfahrungsberichte berühren und bewegen. Sie zeigen aber auch, wie viel Unsicherheit, Rollenkonflikte und Mangel an 'wahrem Wissen' über Mann- und Frau-Sein in der Altersgruppe unserer Kinder nach wie vor überwiegen.

Eine freiere Sexualität - das haben wir schon aus der 68er-Bewegung gelernt - macht nicht unbedingt eine bessere Sexualität.

Starke Mädchen - schwache Jungs?

Die zunehmende Erstarkung der Mädchen liegt im Trend, ich habe es bereits erwähnt. Die Gleichberechtigung zeigt an diesem Punkt vielleicht ihre größten Erfolge. Mädchen fühlen sich heute im Gegensatz zur Generation meiner Großmutter natürlicherweise den Jungen gleichgestellt. Selbstverständlich und mindestens gleich, wie es scheint. Denn es gibt Stimmen, die davon sprechen, dass die Mädchen die Jungen bald überholen und eine Benachteiligung der jungen Männer prognostizieren. Das Bildungswesen - unser Schulsystem - fördert die Mädchen. An der Uni haben sie die Nase vorn - Tendenz steigend. Junge Mädchen, die in ihrer Entwicklung sowieso schneller sind als die gleichaltrigen Jungs, überflügeln diese inzwischen in vielen Bereichen.

Ihr Selbstbewusstsein ist stärker geworden, und tatsächlich haben sie als Töchter der Feministinnen ein gesünderes, freieres, selbstsichereres Bild von sich und ihrem Leben als Frauen. In ihrer Generation ist die Gleichberechtigung praktisch angekommen. Wenn Mädchen überlegen sind - wie steht es dann um ihre Werte, um ihre Selbst- und Beziehungskompetenz, die damit einhergehen sollte?

Ich konnte - bei einigen Töchtern in meiner persönlichen Umgebung - auch die Schattenseiten einer neuen weiblichen Überlegenheit beobachten. Junge intellektuelle 'Überfliegerinnen' demonstrieren quasi einer ganzen Generation gleichaltriger Männer, wie schlecht deren Chancen bei ihnen stehen. Die meisten der jungen Männer können ihnen nicht das Wasser reichen. Als Partner kommen sie nicht infrage und als Bettgenossen ebenso wenig (wenn sie nicht gerade super gut aussehen).

Dieses Phänomen ist in der westlichen Welt auf dem Vormarsch. Dass sich aber eine Entwicklungsrichtung vollzogen hat, die erfolgreiche, gut aussehende und gut verdienende Top-Frauen zu Singles macht, welche es besonders schwer haben, einen passenden Partner zu finden, hat der 'Stern' schon vor Jahren beschrieben. "No Sex in der City!" hieß der Titel damals.

Also sind es häufig gerade selbstsichere Mädchen, die zur Verletzung und Verunsicherung männlicher Egos beitragen. Ihr gnadenloses Urteil, ihre abschätzigen Kommentare und auch das 'Von-ihnen-verlassen-Werden' (weil andere es vielleicht mehr bringen)

schlagen Wunden. Sie haben schon einige traumatische Spuren bei jungen Männern hinterlassen. Natürlich gab es Ablehnungen und Trennungen schon immer, aber diese waren nicht gepaart mit der heute angesagten sexuellen Freiheit und Direktheit. Es gilt für beide Geschlechter. Was junge Erwachsene heute lernen müssen, könnte so lauten: "Mit den Möglichkeiten wächst auch die Verantwortung." Denn auch das Ausmaß einer möglichen Öffentlichkeit für Ablehnung ist größer geworden. Es reicht von der Verbreitung negativer Meinungen im Internet bis zu Rufmord und Mobbing – auf beiden Seiten.
Ein weiteres negatives Phänomen weiblicher Stärke zeigt sich in der zunehmenden Hemmungslosigkeit und Gewaltbereitschaft von Mädchen. Ob es einzelne junge Frauen sind, die größtenteils – aber nicht ausschließlich – aus sozial schwachen Schichten stammen, ob sie in Gruppen unterwegs sind oder als Mädchengangs, in ihrer Aggressivität und Exzessbereitschaft stehen sie den Jungen in nichts mehr nach. Dazu kommt die Verunsicherung der Männer im Hinblick auf ihre Rolle. Was ist 'Mann-Sein' in diesem Jahrhundert? Junge Männer wachsen heute in einer Zeit auf, in der ihnen kaum einer mehr sagen kann, was ihre Rolle und Aufgabe ist und was die jungen Frauen von ihnen erwarten oder erwarten dürfen. Schon ihre Väter fühlten sich in dieser Frage nach der männlichen Rolle überfordert. Die wenigsten können daher ihren Söhnen ein gutes Männerbild vermitteln. Viele Mütter haben hingegen ihr Bild vom einfühlsamen 'Frauenversteher' in die Söhne eingepflanzt, natürlich ohne die dazugehörige wahre männliche Stärke in ihnen zu fördern.

Ein Freund von mir drückte es kürzlich so aus: "Junge Männer von heute sind so angepasst, so bemüht, es 'richtig' zu machen. Wie soll das gehen? Wenn ich heute als junger Mann im Alltag so angepasst bin, wie kann ich dann im Bett der sein, der ich theoretisch vor zwei Generationen gewesen wäre?!" In gewisser Weise sind junge Männer die 'Verlierer' unserer jetzigen Zeit. Sie müssen umdenken bzw. neu denken, wissen aber nicht, 'wo es langgeht'. Sie müssen wahres Mann-Sein völlig neu erfinden. Ich denke, dass darin nicht nur große Herausforderungen liegen, sondern auch eine große Chance. Und dafür schlagen sich einige – die ich kenne – ganz gut!

Wie sieht es aber für die scheinbaren Gewinnerinnen aus, die jungen Frauen? Sie demonstrieren heute mehr natürliche Selbstsicherheit denn je, ein Selbstbewusstsein, das gesund und begrüßenswert ist. Aber wie weit reicht es? Wo endet die Souveränität einer attraktiven, coolen, jungen Frau? Sie endet da, wo sich das Top-Mädel in einen noch begehrenswerteren jungen Mann verliebt. Denn jetzt wird sie verletzlich. Es geht ihr wie all den anderen jungen Frauen, die sich verlieben. Wenn's ihr mit ihm ernst wird, macht sie sich vielleicht Sorgen, ob er sie genauso will, wie sie ihn. Spätestens dann merkt sie, dass ihre Selbstsicherheit nur an der Oberfläche sitzt wie ein tolles Kleid. Ihren wirklichen Selbstwert kennen viele junge Frauen jedoch nicht wirklich. Auch sie haben – wie die Älteren vor ihnen – kein richtig gutes inneres Gefühl für ihren Wert (mitbekommen).

Was es also heißt, entspannt und natürlich Frau zu sein, gilt es für die jungen Frauen nach wie vor zu finden. Nach wie vor ohne nennenswerte Hilfe von außen. Und eine Frage, die hier gestellt werden muss, lautet: "Ist ihnen die allgemeine Lockerheit bezüglich Sexualität dabei wirklich von Nutzen?"

Schwache Mädchen – starke Jungs?

Selbstverständlich Frau zu sein, drückt sich meines Erachtens nur scheinbar darin aus, selbstverständlich Sex zu haben. Was früher nur für Männer galt – lockerer, unverbindlicher Sex zu jeder Zeit –, ist heute gleiches Recht für alle. Dieses Recht gilt heutzutage genauso für die Frauen und ist – scheinbar – ganz normal. Allerdings frage ich mich, ob es die Frauen auch weiterbringt? Steigert es ihren Selbstwert als Frau, ihr gutes Gefühl von Frau-Sein? Manche der jungen Frauen, die ich treffe, nennen es eine 'Phase', die sie zeitweise gerne 'mal ausleben' wollen. In dieser Phase geht es darum, alles zu erforschen und auch einmal einfach nur unverbindliche Abenteuer zu haben – und Sex, wann immer es ihnen gefällt. Ob Phase oder Lebensstil, ich habe keinerlei moralische Einwände dagegen.
Wogegen ich etwas habe, ist etwas anderes:
Wie sehr meint eine junge Frau heute, für Sex offen, ja sogar verfügbar sein zu müssen oder zu wollen, um 'mitspielen' zu können?

Welche Vorstellungen hat sie? Welche Bilder von Sex und (ständiger) weiblicher Lust haben junge Mädchen heute im Kopf (weil es in den Medien so dargestellt wird)?
Die jungen Frauen in meinen Seminaren – eine Teilnahme ist ja erst ab 18 möglich – äußern sich entsetzt über die Tatsache, dass schon 14-, 15-Jährige möglichst schnell auf ihre Entjungferung zusteuern. Die Mädchen in dem zarten Alter wissen über Sex Bescheid, sie glauben, dass es zwischen Mädels und Jungs (fast) ausschließlich darum geht, und sie wollen dazugehören. Das ist mittlerweile normal. Aber ist es auch eine wünschenswerte Normalität, eine erstrebenswerte Sexualität? Gibt das den jungen Frauen wirklich die Selbstbestätigung, das Selbstwertgefühl und die Liebe, die sie sich erhoffen?
Dazu ein kleiner Ausschnitt aus einer Gruppendiskussion: Bei den Frauen entstand die Frage, welche Auswirkungen es auf die Jungs hat, "wenn wir so leicht zu haben sind?"

Ein 23-Jähriger drückt es so aus:
"Da verliere ich jeden Respekt. Es rennt ein Haufen wilder Bienen rum, die nur die Absicht zeigen, krieg' ich den 'rum? ... Diese Mädels sind praktisch der kostenlose Straßenstrich"
Oder:
"Wenn ich auf ein Festival gehe, habe ich gleich einen Harem von Mädels, von denen viele mitkommen würden ... Das ist wie im Supermarkt: Wenn du willst, kannst du dir einfach nehmen, was dir gefällt."

Eine 20-Jährige sagt dazu:
"Ich habe von meinem Freund auch gehört, wie viele Frauen er hätte haben können. Auch solche, die in Beziehungen waren."

Ein weiterer junger Mann sagt:
"Bei Männern kennt man das Verhalten, aber Frauen sind die feineren Wesen, die so etwas eigentlich nicht tun."

Und noch mal der 23-Jährige:
"Mir vergeht die Lust auf Beziehungen, wenn ich denke, es sind genug da zum Herumvögeln ... Ich will Frauen treffen, die mir wirklich auf Augenhöhe gegenüberstehen."

Die 20-Jährige meint:
"Es ist schon wichtig, dass die Frau sich nicht gleich unterordnet und zu schnell zu haben ist."

Manche junge Frau zeigte sich im Gespräch eher skeptisch, ob Frauen sich im gleichen Maß austoben sollen und können wie die Männer. Und ob sie das wirklich wollen.

Eine 23-Jährige gibt zu:
"Ich finde es eher traurig, dass es immer mehr Frauen gibt, die sich so verhalten."

Eine andere junge Frau sagt:
"Männer machen das nach meiner Erfahrung noch mehr."

Die 23-Jährige gibt zu bedenken:
"Aber es wird anders bewertet. Den Begriff 'Schlampe' gibt es nicht für Männer!"

Ein junger Mann zu diesem Thema:
"Kein Kerl will eine 'Schlampe' als Freundin."

Eine 24-Jährige sagt ernüchtert:
"Es sind einfach Phasen, wo Du Dich ausleben willst. In meiner 'wilden Zeit' ging es nur um Oberflächlichkeiten, Bestätigung, Erfolg, Sex. Nach einer Zeit merkte ich dann, was mir an einer Beziehung wichtig ist."

Die 23-Jährige noch einmal:
"Ich kann auch drei Nächte hintereinander One-Night-Stands haben, aber ich würde die drei Nächte lieber mit ein und demselben Mann zusammen verbringen."

Der abschließende Rat der Frauen:
"Lasst Euch nicht enttäuschen von den Frauen, die in ihren 'Phasen' als 'Schlampen' auftreten. Es gibt auch die anderen, die wirklich wollen!"

Und der abschließende Kommentar der Männer:
"Ihr seid alle super Frauen! Seht selbst, was Ihr wert seid, und Ihr werdet das, was Ihr von Euch rausgebt, (von den Männern) wieder bekommen."

Hier sprechen engagierte junge Erwachsene, die sich mit ihrer Rolle, ihren Gefühlen und ihren Absichten in der Liebe schon früh auseinandersetzen. Sie stellen sich ganz direkt ihren Fragen, die sie aneinander haben. Wir haben in unseren Seminaren einen Rahmen dafür geschaffen, in dem genau das möglich ist: Junge Männer und Frauen sprechen als Gruppe kollektiv miteinander. Sie teilen sich ihre Fragen und Themen - die ihnen wichtig sind - mit und beantworten diese auch.
Was uns Älteren trotz größerer Lebenserfahrung selten gelingt, tun hier bereits die Jungen. Sie wollen wissen: "Wie tickt Ihr? Was wollt Ihr? Wie wollt Ihr behandelt werden?" Die Offenheit und Ehrlichkeit der jungen Leute hat mich schon mehrmals verblüfft. Und ihre Begeisterung und Freude und der Spaß, den sie miteinander haben, sind äußerst ansteckend. Beispielsweise lautete eine der Fragen der jungen Männer an die Frauen:

"Wann fühlt Ihr Euch weiblich? Was macht Weiblichkeit aus?"

Die Reaktionen der 20- bis 24-Jährigen waren diese:

"Abgesehen davon, dass ich mich gern weiblich kleide …, weil ich mich dann auch so fühle ..., ist Weiblichkeit für mich eher Feiner-Sein, weniger grob im Umgang miteinander."

"Ich fühl' mich weiblich, wenn ich mich anlehnen kann, 'kleiner' sein kann, trotz Augenhöhe, und beschützt werde."

"Beim Sex fühle ich mich am meisten als Frau. Für mich heißt das Kontrolle abzugeben, mich hinzugeben, mich fallen zu lassen ..."

"Wenn der Gegenpol Mann da ist, fühl' ich mich als Frau. Mit einem Mann im Gras zu liegen, an seiner Seite durch die Stadt zu gehen, gibt mir das Gefühl, Frau zu sein."

"Indem man als weiblich gesehen wird, fühlt man sich weiblich! Damit meine ich zum Beispiel, wenn Männer mir die Tür aufhalten oder ich eine Jacke bekomme, wenn's mir kalt ist."

"Und dass man auf Händen getragen wird und Blumen mitgebracht bekommt."

Ein männlicher Kommentar dazu:
"Mir macht es Spaß, eine Frau zu hofieren und auf Händen zu tragen. Nur die wenigsten halten es auf Dauer aus!"

Mein Kommentar dazu:
"Auch wieder wahr!"

Ich habe viel erlebt mit den jungen Leuten und werde diese Seminare mit viel Freude weiter leiten. Sie liegen mir wirklich sehr am Herzen, und es ist mir ein besonders großes Anliegen, ihnen in ihrer 'neuen Entwicklung' behilflich zu sein. Ich bin mir nämlich sicher: Es ist die Bewusstseinsentwicklung in der Gesellschaft und im Individuum, welche entscheiden wird, ob es besser oder schlechter in der Liebe wird. Die Chancen für ein 'Besser' sind auf jeden Fall da.

"Hi, mein Schatz.
... Gestern Abend im Seminarhotel war die Abschlussfeier einer großen Tantragruppe. Du hättest es sehen sollen: Die meisten verkleidet, aufgedreht, selbstverliebt ... klopften wichtigtuerische Sprüche und machten ein Riesen-Spektakel.

Als ich mir das anschaute, dachte ich: 'Die haben gar nichts begriffen!' Die haben einfach nichts verstanden von der Liebe, obwohl manche schon seit gut zehn Jahren dabei sind. Da ist nichts wirklich Essenzielles in ihnen gewachsen, sie wirken immer noch oberflächlich und unreif. Glaub mir, ich hab nichts dagegen, wenn der eine oder andere zum Tantra kommt, weil er sagt, 'vielleicht finde ich dort ein bisschen Sex?'. Das Problem ist nur, dass ich nicht sehe, was sie darüber hinaus gelernt haben. Aber sie merken es selbst nicht, weil sie denken, sie sind jetzt die tollen, erfahrenen Tantriker.

Noch schlimmer aber ist, dass die Frauen, wenn ich sie so sehe, nicht aufblühen und als Frau mehr werden, sondern eher weniger ... Dass sie in dem ganzen tantrischen Spiel wirken wie Gummipuppen ... in meinen Augen immer weniger attraktiv.
Ich weiß, das klingt hart, aber es hat mich einfach ziemlich erschreckt!Als mich dann eine von ihnen später fragte, was ich zu dem Geschehen des Abends meine, konnte ich nichts anderes sagen als 'Nichts'!
Liebe, ich wollte Dir damit eigentlich nur sagen, wie wichtig Dein Buch ist! Also bleib' bitte dran!"

14. Befriedigung oder Liebe?

"Bisher traue ich dem Mann nicht wirklich zu, dass er mit seiner sexuellen Kraft gut umgehen kann. Deshalb bin ich 'oben' und muss die Kontrolle übernehmen. Es fällt mir schwer, 'unten' zu sein. Ich möchte wieder vertrauen, dass er die Kraft 'richtig' einsetzen wird – nicht nur egoistisch – sodass ich nicht aufpassen muss."
(Corinna)

"Früher brauchte ich meine Energie dazu, mich als Mann zu beweisen, meine männliche Kraft unter Beweis zu stellen. Heute habe ich die Kraft, und es geht darum, sie zu beherrschen. Damit sie etwas in der Frau bewegt."
(Charly)

Ich war Mitte 20, als ich an meinen ersten Tantragruppen teilnahm. Ich hatte mein Psychologiestudium noch nicht beendet, aber genau dieses Studium war eine gute Entschuldigung und bestens geeignet, um mich selbst zu erforschen! Die Psyche, die Innenwelt, die Beziehungen, die Liebe, die Spiritualität, all das interessierte mich brennend. Eine psychotherapeutische Ausbildung mit dem Schwerpunkt 'Körpertherapie' hatte ich bereits begonnen. Die Tantragruppen waren damals ganz neu. Und spannend, wie alles, was Sexualität betraf.
Die Übungen bestanden hauptsächlich aus westlicher Körperarbeit in Kombination mit Atemübungen, die der Verbindung der Chakren dienten. Machte man die Atemübungen mit einem Partner zusammen, ging es dabei auch um den Energiekreislauf zwischen dem Paar. Grundsätzlich ging es um das 'Männliche' und 'Weibliche' und um die Anziehung zwischen beidem. Und darum, was wir mit dieser Anziehung machen. Es wurde viel herumprobiert in diesen Gruppen, es gab wilde Szenen – und lustige auch. Es war spannend, weil grenzüberschreitend, es war frech, andersartig und neu. Die Vagina hieß 'Yoni', der Penis 'Lingam', und wir sollten uns 'Shiva' und 'Shakti' nennen. Der Sinn hatte sich mir nicht ganz erschlossen, aber es klang sehr fernöstlich. Es war eine gute Zeit und diente noch ganz dem Spielen und spielerischen Erforschen.

Wobei ich heute sage, schon damals wurde mir und meinen Freunden deutlich, dass sich auch unter dem Deckmäntelchen des Tantra eine Menge selbstbezogene Bedürfnisbefriedigung verstecken lässt. Unter dem Namen und hehren Ideal des 'tantrischen Sex' lässt sich vieles verstecken, das habe ich mehrfach erlebt. Und so lässt sich dort manchmal schwer unterscheiden, was selbstbezogener Sex und was 'Liebemachen' ist – gerade, wenn wir den Sex von der Liebe nicht trennen wollen.

Später machte mir ein Freund und Insider klar, dass gerade diese mangelhafte Unterscheidung im westlichen Neo-Tantra dazu führt, dass Menschen noch verwirrter sind und sich noch schwerer damit tun zu erkennen, was Sex mit Liebe und was Sex ohne Liebe ist. In Tantragruppen findet beides statt - Sex mit und Sex ohne Liebe -, aber der Unterschied wird meistens nicht deutlich kommuniziert (vorallem, wenn nicht über Liebe gesprochen wird), und wird damit für den Einzelnen schwer fassbar. Der 'tantrische Weg' klingt eben gut, sagt aber nichts darüber aus, was mein Gegenüber im Sinn hat ... oder ich selber. Denn oft wird den Beteiligten im Gruppengeschehen selber nicht klar, was sie wirklich wollen.

Als ich nach dieser Zeit zusammen mit einem Kollegen und guten Freund eigene Gruppen anbot, war uns sehr klar geworden, dass zur Lust immer das Herz gehört sowie ein klarer Verstand und ein waches Bewusstsein. Wir wollten die sexuelle Energie nicht zu ihrem eigenen Selbstzweck erforschen, sondern in Verbindung mit Herz und Seele. Das setzte mancher tantrischen Übung eine Grenze, aber dieser Ausrichtung sind wir treu geblieben. Erst später habe ich verstanden, was hinter den Begriffen 'Shiva' und 'Shakti' wirklich steckt. Der Begriff 'Tantra' war da schon längst ganz aus meiner Arbeit verschwunden.

1993 habe ich auf einem Seminar in Hamburg Barry Long kennen gelernt. Ab da begann ich tiefer zu verstehen, was 'Liebemachen' ist.

'Liebemachen' ist mehr als ...

Die starke Anziehung und sexuelle Energie zwischen Mann und Frau ist ein faszinierendes Phänomen. Was ist Anziehung, was ist Liebe, was ist Trieb? Wir meinen, weil es diesen starken sexuellen Antrieb in uns gibt, wäre das schon alles, was zwischen uns wirkt, was zum Beispiel eine Erektion bewirkt und letztlich zum Sex führt. Klar, es gibt die Biologie, die Botenstoffe und Hormone, die Triebe und Instinkte, die uns schon seit Urzeiten steuern. Aber es wäre flach und fade, wenn das alles wäre. Sexuelle Intimität wäre nicht möglich, wenn da nicht noch tiefere Kräfte, archaische Prinzipien und tief in der menschlichen Psyche verwurzelte Sehnsüchte wirken würden – wie der Wunsch einer Frau, sich hinzugeben, und der Wunsch eines Mannes, sie zu erreichen, ihre Hingabe zu bewirken. Da sind Gefühle im Spiel, Begeisterung, Freude, Spaß, Humor, Leidenschaft. Und **Liebe** wird gespürt, im ganzen Körper erlebt und empfunden.

Es spielt eigentlich keine Rolle, ob man alles auf Hormone schieben könnte oder nicht. Wichtig ist, was und ob es uns in der körperlichen Liebe tiefer berührt und erfüllt ...
Was uns wirklich berührt und erfüllt, ist sicher mehr als die reine Befriedigung von körperlichen Bedürfnissen. Sex wird nur leider oft darauf reduziert. Wenn wir Sex nur oberflächlich leben, dient er einfach nur der (meist möglichst schnell-unkompliziert-geradlinigen) 'Triebabfuhr'. Schneller, unkomplizierter Sex ist völlig in Ordnung. Als einzige Spielart auf Dauer allerdings nur selten erfüllend. Beim oberflächlichen Sex benutzt jeder den andern als 'Mittel zum Zweck', also der Bedürfnisbefriedigung. Der Fokus liegt auf dem, was wir 'haben wollen'.

Es ist nun gar nicht verkehrt, etwas haben zu wollen. Es gehört zu uns und unseren Urinstinkten wie das Essen selbst. Es ist auch nicht falsch, einen Orgasmus zu wollen. Aber es ist nicht der Höhepunkt allein, der Sex erfüllend macht. Tatsächlich können Menschen einen Orgasmus ohne wirkliche Intimität haben. Wenn wir wissen, wie tief erfüllend ein Orgasmus sein kann, der 'unsere Seele erschüttert', wieso sollten wir dann nicht so oft wie möglich genau **das** wollen? Es ist fast erstaunlich, dass die meisten sich mit weniger zufrieden geben.

Bei 'unverbundenem' Sex bleibt die Bedürfnisbefriedigung quasi das Einzige, was den Sex für die Beteiligten reizvoll macht - ähnlich wie Sex mit einem Tunnelblick. Die Partner bleiben sozusagen in diesem 'Tunnel' stecken und gehen in ihrer Erfahrung nicht weiter. Sie öffnen sich nicht tiefer, sie gehen keine Verbindung ein, es entsteht keine echte Intimität. Es gibt eben nicht mehr als das gegenseitige, eher oberflächliche 'Sich-Bedienen', wenn wir im 'Was-kann-ich-hier-kriegen-Modus' sind. Nichtsdestotrotz kann auch rein befriedigungsorientierter Sex lustvoll sein und Spaß machen - ähnlich wie ein leckeres Büffet, wenn man Hunger hat.

Sex kann allerdings, wenn er **nur** noch ich-bezogen ausgelebt wird, auch so empfunden werden, als ob man sich ausschließlich für den eigenen Hunger interessiert, sozusagen ständig alleine isst. Dann bin ich - egal ob Mann oder Frau - fest im Griff meiner Dämonen, die jetzt nur noch meine Gier im Blick haben. Der Partner wird tatsächlich für meinen Hunger benutzt. Als vereinbartes Spiel kann das immer noch in Ordnung sein, im Extrem aber schadet mein Verhalten dem Anderen. Dann geht es um niemanden sonst als mich, und es ist mir egal, was und ob der Andere überhaupt will. Dann ist die Grenze zum Missbrauch bereits überschritten. Es gibt bekanntermaßen viele Arten, sich den 'Bauch vollzuschlagen'. Und manche verursachen hinterher Bauchweh oder Übelkeit, aber mindestens ein unangenehmes Völlegefühl.

40 Sekunden, das war's!

Vor einiger Zeit habe ich einen Mann getroffen, der recht hungrig auf Sex war. Er hatte Lust auf Sex mit einer attraktiven Frau - mit anderen Worten: mit jeder Frau, die ihm gefiel, außer seiner eigenen Frau. Auf die hatte er keine Lust mehr.

Was ist passiert, wenn Männer keine Lust mehr auf ihre Partnerin haben? Geht es ihnen da vielleicht ähnlich wie den Frauen, denen die Lust in der Ehe abhanden gekommen ist? Es fehlt die Spannung, die Anziehung, die Erfüllung, aber vielleicht suchen sie - genauso wie viele Frauen - in der falschen Richtung? Vielleicht suchen sie nur nach Befriedigungssex, weil sie nichts anderes kennen?

Warum dieser Mann keine Lust mehr auf seine Frau hatte, habe ich nicht wirklich herausbekommen. Aber das Phänomen ist nicht selten, ob es nun Männer oder Frauen betrifft. Und man könnte sich darum bemühen, das Spektrum aller möglichen Ursachen und Hintergründe zu durchforsten.
Es mag bei jedem Mann – und jeder Frau – viele individuelle, persönlichkeitsbezogene, beziehungsbedingte, hormongesteuerte oder körperbedingte, von Elternhaus, Kirche, Gesellschaft geprägte, psychische und seelische Gründe geben, die ich nicht umfänglich aufführen und erklären kann. Was die 'Unlust' des Mannes betrifft, kann und werde ich an dieser Stelle also keine psychologischen Analysen oder Erklärungsansätze geben oder mich im Namen der Männer darüber äußern.

Was mich aber interessiert, war und ist, was andere Männer aus ihrer Sicht dazu sagen. Denn sie kennen ihre Geschlechtsgenossen besser als ich. Warum sagt ein Mann, er liebt seine Frau, aber sie interessiert ihn sexuell nicht mehr? Wie reagieren Männer auf diese Aussage?
Ich will hier einen guten Freund, Coach, Ehemann und engagierten Liebhaber seiner Frau stellvertretend für alle, mit denen ich gesprochen habe, zitieren, um ein wenig Licht in die Sache zu bringen:

"Wenn ein Mann sagt, 'Ich liebe sie, aber sie macht mich nicht mehr an', denke ich, das hat mit Liebe nichts zu tun. Was ist das denn? Für mich ist es der egozentrische Blick. Ein Blick auf die Hülle, aber nicht auf die Frau dahinter. Wenn sie kein DD-Körbchen hat, interessiert sie mich nicht mehr? Das ist eine sehr begrenzte Liebe. Für mich ist meine Frau so schön – und damit attraktiv und anziehend – wie sie ist."

Und als ich ihn fragte, was denn dann der Unterschied ist, wenn sich eine Frau im Sex langweilt und wenn es ein Mann langweilig findet, sagte er:

"Ich vermute, er sieht nicht, was für eine wunderbare Frau er hat. Er will wahrscheinlich nur Sex und versucht gar nicht, sie zu erreichen. Sie dagegen langweilt sich vielleicht zu Recht. Kein Wunder, wenn er sein Ding macht und sie schon weiß, jetzt geht es noch 40 Sekunden ... und dann war's das."

Ein anderer Mann und Seminarteilnehmer sagte zu seiner ähnlichen Situation:

"Ich liebe meine Frau tatsächlich sehr und finde sie immer noch so attraktiv und begehrenswert wie früher. Wenn unser Sex langweilig geworden ist, dann liegt es daran, dass wir uns zu wenig trauen, Neues, Abenteuerliches, Lustvolles, vielleicht auch Frivoles oder Freches einzubringen. Wir versuchen zu sehr, 'heilig', sanft und lieb zu sein. Dann zieht es mich zu anderen Frauen. Hab' aber die Erfahrung gemacht, dass es mir dort auch nicht besser geht. Ich möchte etwas in meiner Ehe ändern. Ich will leidenschaftlichen Sex mit meiner Frau erleben, weiß aber nicht, wie. Kann ich denn meine Bedürfnisse einbringen in's Liebe machen?"

Making Love für Frauen

Es ist egal, welche Begriffe wir benutzen. Auch das Wort 'Liebemachen' klingt nicht wirklich nach dem, wie zutiefst erfüllende Sexualität sein kann. Ich benutze den Begriff nur, um ihn in Abgrenzung zum bedürfnisorientierten Sex zu verwenden, um den Unterschied zu verdeutlichen. Immerhin ist das Wort 'Liebe' darin enthalten. 'Liebe machen' mag sich nach 'Blümchensex' anhören, ist es aber keineswegs nur. Auch Wildheit, Leidenschaft, 'Den-anderen-ganz-besitzen-Wollen', Macht, Dominanz, Hingabe und Hemmungslosigkeit gehören zum 'Liebemachen', weil all das nur dann tatsächlich zwischen uns geschieht (und kein rein im Kopf stattfindender Pornofilm ist), wenn wir es in eine tiefe Intimität zwischen uns einbetten. Barry Long nannte es 'Making Love'.
Ursprünglich als zwei Audiokassetten auf Englisch unter diesem Titel erschienen, machte es in den 90ern unter uns rasant die Runde (die meistkopierten Tapes, sagte er selbst). Das mittlerweile auf Deutsch herausgebrachte Buch "Sexuelle Liebe auf göttliche Weise" ist - so wie der Lehrer war - herausfordernd und trotzdem empfehlenswert. Das Buch beginnt mit dem Satz: "Das grundlegende Leiden der Frau, ihre beständige Unzufriedenheit entsteht, weil der Mann sie nicht mehr körperlich erreichen kann." Über den Mann sagt er: "Das grundsätzliche Leiden des Mannes, seine ständige Ruhelosigkeit entsteht, weil er vergessen hat, wie man liebt, und dadurch seine ursprüngliche, göttliche Autorität aufgegeben und die sexuelle Kontrolle über sich verloren hat."

Das klingt schon heftig, vielleicht auch fremd. Das müssen Mann und Frau erst mal in Ruhe auf sich wirken lassen. Aber was, wenn es wahr ist? Barry Long beschreibt das heutige Geschehen zwischen Mann und Frau sinngemäß so: Das innerste Wesen der Frau – ihre "feinsten und tiefsten weiblichen Energien" – bleibt durch das "sexuelle Versagen des Mannes", sie 'richtig' zu lieben, unerschlossen. Die typisch weiblichen emotionalen und körperlichen Probleme kommen daher, dass diese "unglaublich schönen und göttlichen Energien" nicht freigesetzt werden. Die Furie ist die Folge – wir haben das bereits erforscht.

Das Problem heute ist: "Die Frau hat zu lieben gelernt durch den Mann, der nicht weiß, wie man liebt. Daher das schreckliche Chaos, in dem sich die Liebe befindet." Deshalb möchte ich in den nächsten Kapiteln ein paar grundlegende Aspekte des 'Liebemachen' ansprechen. Es geht darum, im Moment zu sein, verbunden zu sein und die Verbindung zu halten, sich auf die Liebe auszurichten, präsent zu sein und Intimität zuzulassen. Es geht um neue Experimente und neue Formen und Aufgaben in der körperlichen Liebe.

Making Love für Männer

Wollen Männer 'Liebe machen'? Sind Männer und Frauen da nicht verschieden? Es heißt, Frauen machen Liebe, Männer machen Sex! Stimmt das? Oberflächlich gesehen scheint das Klischee zu stimmen, dass Männer und Frauen Unterschiedliches wollen, wenn es um die Sexualität geht. Ein Seminarleiter hat einmal geschrieben: "Wenn Du eine Gruppe mit dem Thema 'Liebe' im Titel ausschreibst, wirst Du einen Frauenüberschuss haben. Wenn 'Sex' im Titel steht, wirst du einen Männerüberschuss haben". Da hat er nicht unrecht, zumindest was Seminarausschreibungen angeht. Und natürlich, was Sprüche betrifft, wie: "Männer wollen nur das Eine ..."
Männer glauben es wohl selbst, weil sie – getrieben vom eigenen Testosteron und geprägt von den Bildern über Sexualität in unserer patriarchalen Gesellschaft – nichts anderes wissen, kennen und wollen als 'typisch männlichen Sex'. Sie haben Frauen von diesem Klischee überzeugt. Und die nehmen es ihnen übel ...

In Wahrheit aber glaube ich (im Hinblick auf wahre männliche Essenz) nicht, dass dieses Klischee so stimmt.

Als 'Männerversteherin' habe ich meine eigenen Wahrheiten über männliche Sexualität. Ich glaube, es gibt auch in Euch Männern die Sehnsucht nach viel mehr als nur (einfachen, schnellen, unkomplizierten Selbstbedienungs-) Sex zu haben. Ich will es mal so formulieren: Ich weiß in meiner Tiefe von Eurem Traum, das weibliche Wesen in Euren Armen zu halten und zu lieben. Ich weiß von der Sehnsucht in Euch Männern, die Liebe zu spüren ...

Am Anfang - als junger Mann - spürst Du diesen Traum vielleicht erst einmal nur als einen unbezähmbaren körperlichen Drang ... Die sexuelle Energie ist einfach sehr stark. Aber je mehr Du davon kennenlernst, desto mehr spürst Du das, was Dich zu **ihr** hinzieht - zu dieser Frau, zu dem 'Wesen Frau'. Es ist noch etwas anderes, es ist dieses Weibliche, das Feminine. Du kennst das unglaublich schöne Gefühl, sie zu spüren. Da ist ihre Haut, ihr Duft, ihre Weichheit. Wenn Du ehrlich bist, musst Du zugeben: Du liebst sie. Du willst sie, weil Du sie liebst, weil Du es liebst, sie in Deinen Armen zu halten und in ihr zu sein.

Ohne **Sie**, ohne das weibliche Wesen wäre die Welt trocken, kalt und leblos. Du liebst sie eigentlich sogar mehr als alles andere auf der Welt. (Na ja, Segeln, Motorradfahren, Bergsteigen ausgenommen ... oder? Überleg's dir!) Doch egal, wie viel dir woran liegt, die Wahrheit ist, Du liebst **Sie**. Also steh' zu dieser Liebe und tu' nicht so, als wäre es nur Dein Trieb, der mal wieder Befriedigungs-Sex braucht. Das ist Konsum, oberflächlich, aber nicht der wahre Mann! Wahre Männer wissen, dass sie lieben, und tun es, auch körperlich! Auch wenn Du nicht ganz sicher bist, in wie weit Dir der 'Trieb' in der körperlichen Intimität dazwischenfunkt. Mach' Dir Folgendes klar - gerade auch, wenn du eine Frau bist, die versucht, ihren Partner zu verstehen:
Viele Männer spüren am deutlichsten und intensivsten ihre Liebe zu einer Frau, wenn sie diese (die Liebe) **körperlich** fühlen können. Das ist ja der Grund, warum sie Frauen so gerne in ihren Armen haben, weil sie es dann wirklich spüren können. (Für mich hat es eine Weile gedauert, bis ich das verstanden hatte, aber dann war es eine Offenbarung!) Wir Frauen spüren natürlich genauso gerne

eine innige, fühlbare Umarmung, aber wir lieben auch sehr gefühlsbetont. Wir lieben Gesten, Worte und Zeichen der Liebe. Auch das schätzen Männer so wie wir. Aber am wichtigsten ist für sie das körperliche Gefühl. Nicht allen ist es bewusst, aber alle Männer, mit denen ich darüber gesprochen habe, haben es mir bestätigt: Ihr Männer spürt Euer Liebesgefühl am deutlichsten in der sexuellen intimen Verbindung mit der Frau Eures Herzens. Und deswegen möchtet Ihr Eure Liebe körperlich ausdrücken.

Könnte es also sein, dass hinter all der sexuellen Gier und Bedürftigkeit ("Männer wollen immer nur das Eine ...") ein Mann steckt, der mit Leib und Seele lieben will? Und weiß er es selbst? Oder hat ihn der 'Machismo', die Verdrehung der Sexualität in unserer Welt, schon so weit davon entfernt, dass er selbst nicht mehr spürt, was er eigentlich möchte?
Wenn Ihr Frauen schon einmal einen Mann erlebt habt, der mit seinem ganzen Körper und seinem ganzen Herzen liebt, dann wisst Ihr, was ich meine. Seine ganze männliche Kraft - darauf ausgerichtet, mich, diese Frau zu berühren und zu erreichen - durchströmt jede Zelle seines Körpers. Ich kann den Puls seines Herzens darin fühlen. Ich kann seinen zutiefst männlichen Wunsch spüren und die Liebe in seinen Augen lesen. Er ist ein Mann, der weiß, dass er liebt!

"Hallo, meine Schöne.
... Du hast mich wieder wach gemacht für die Liebe, und das ist so unsagbar viel, wie ich nun wieder weiß. Ich spüre meinen Körper wieder wie schon lange nicht mehr – höre mein Herz klopfen, und die Zeit zeigt mir wieder ein Ziel. Das alles darf ich mit Dir erleben und noch so vieles mehr ...
Noch etwas: Es hat mir keine Ruhe gelassen – ich meine die Sache, dass ich Dir so gerne und viel in die Augen schaue in der Liebe (Du weißt schon). Es war mir gar nicht so bewusst aufgefallen wie Dir – vielleicht, weil ich Dich einfach nur mit allen Sinnen lieben wollte.
Aber nein, ich denke, ich möchte doch noch viel mehr, ich möchte so gerne auch dort in Dir sein, wo die Grenzen des Körpers schon lange überwunden sind.
Ich möchte dabei gerne Deine Seele sehen dürfen.
Danke! – für das Vertrauen, das Du mir schenkst!
Und schlaf' diese Nacht in einem schönen Traum – Ich halte Dich ..."

15. Wir brauchen Verbundenheit

"Ich möchte, dass ich verwöhnt werde, umgarnt, erobert und überrascht. Ich möchte 'abgeholt' werden. Wenn er ganz bei mir ist, dann kriegt er alles!"
(Christine)

"Für ihn reicht schon die Reibung zwischen seinem Penis und meiner Vagina. Für mich ist es viel komplexer, viel diffiziler, und es gehört viel mehr dazu. Sich streicheln, anschauen, sich verbinden, fließen, nur da sein ... einfach mehr Einladung an das Weibliche."
(Friederike)

Ich habe eine ganze Zeitlang gedacht, ich kann doch kein – für sich isoliertes – Seminar zum Thema 'Sexualität' anbieten. Wobei ich schon seit 1986 Seminare und Therapiegruppen zum Thema 'Liebe und Partnerschaft' gebe. Das war die Zeit, nachdem ich verstanden hatte, dass es in der Sexualität in der Tiefe um einen körperlichen Ausdruck der Liebe geht. Und deswegen kann man nicht über Sexualität sprechen, ohne über Liebe zu sprechen. Sex braucht einen Sinn, einen größeren Kontext. Denn es geht um mehr als bloß Sex – meines Erachtens auch um mehr als tantrischen Sex. (Aus meiner Sicht fängt Tantra zu spät an und hört zu früh auf!)

Mein Mann und ich haben schließlich doch – bereits ab dem Jahr 2000 – die ersten Wochenenden ausschließlich zum Thema 'Liebemachen' angeboten. Und es ist uns dabei sehr gut gelungen, diesen Rahmen oder größeren Kontext herzustellen. Dasselbe versuche ich in diesem Buch. Was ich damit meine, ist nicht, dass Sexualität nur in einer festen, ausschließlichen, mindestens eheähnlichen Bindung stattfinden soll oder darf. Das ist mit Liebe hier nicht exklusiv gemeint. Liebe ist keine Beziehungsform. Wir wissen alle zu gut, dass man auch ohne Liebe in einer Beziehung oder Ehe sein kann.
Für mich ist **Liebe** an dieser Stelle eine bewusste Begegnung ..., die Anwesenheit zweier Seelen, die tiefe Verantwortung füreinander übernehmen ..., die einander sehen wollen ..., die ihrer Sehnsucht nach Verbindung folgen ..., die der Sexualität eine Absicht geben.

Nämlich die, sich dort zu begegnen, wo sich Mann und Frau ganz in ihrem Sein spüren können - und sich dort ganz zu zeigen. Und wenn es ganz intim wird, sich einander anzuvertrauen. In dieser umfassenden Intimität können zwei Menschen miteinander spielen und es genießen ... Sie sind sich des großen Geschenks, das sie füreinander sind, bewusst.

Ganz im Moment sein

Wir alle haben, davon gehe ich einmal aus, schon die Erfahrung eines sexuellen Zusammenseins gemacht, in dem wir ganz im Moment waren. Alle Sinne haben sich geöffnet, wir haben unseren Partner ganz nah gespürt, fast, als könnten wir wahrnehmen, was er oder sie fühlt. Es war vibrierend zwischen uns, unsere Energie hat uns gegenseitig immer höher getragen. Uns **und** den Anderen zu spüren, war voller Intensität, Lust, Liebe und Leidenschaft.
Wie kommt es zu dieser intensiven Wahrnehmung? Es geschieht entweder, weil viel Energie von selbst da war, weil die sexuelle Begegnung - warum auch immer - ganz besonders, vielleicht aufregender oder außergewöhnlicher war. Denn durch das Besondere, die Aufregung, sind wir stärker fokussiert und 'ganz bei der Sache'. Oder es geschieht, wenn die Energie **durch** uns entsteht. Wir erschaffen sie durch besonders hohe Präsenz, große Öffnung, tiefe Liebe und enorme Bewusstheit. Wir geben uns **ganz** hinein, geben sozusagen **alles**, was wir haben. Wir sind dann ganz wach, ganz da, ganz nah. Auf eine Art sind wir in unserer **Mitte**, in unserer **Essenz**.
Wir kennen solche spektakulären Momente, aber auch die sanftere Form: ein feiner, 'leiser' Liebesmoment - innig und spielerisch, tief vertraut vielleicht, zart, liebevoll, sogar humorvoll ... Dann geschieht nicht viel, aber es berührt uns, macht unseren Blick weich und unser Herz auf, und wir fühlen uns geliebt. Ob wild oder sanft, all das hat mit Bezogenheit, Nähe, Intimität zu tun. Wir öffnen uns und vertrauen uns an. Das nennen wir 'Liebemachen'. Wir können die Liebe körperlich spüren.

In einem Seminar vor vielen Jahren sprachen wir über diesen Unterschied - vereinfacht gesagt, zwischen 'Liebemachen' und Sex. Eine Teilnehmerin erzählte zu Hause einem guten Freund davon, der wiederum als Laienprediger tätig war. In der nächsten Predigt baute der dann den Gedanken in seine Botschaft ein und fragte die Männer seiner Gemeinde: "Nun, Ihr Männer, liebt Ihr Eure Frauen oder sext Ihr sie?" Barry Long hat auf die Frage, was der Unterschied sei zwischen 'Sex' und 'Liebemachen' sinngemäß geantwortet: Wenn Du jederzeit aufhören kannst - stell' Dir zum Beispiel vor, es klingelt an der Tür und Ihr könnt nicht länger zusammen sein –, wenn Du also aufhören kannst, ohne frustriert zu sein, dann machst Du Liebe. Liebe machst Du im Moment, es findet **jetzt** statt, und Du genießt den Moment, so, wie er ist.

"Hallo, Liebe.
Ja, ich schließe meine Augen beim Liebemachen nie, und das hat einige für mich ganz wichtige Gründe. Irgendwann einmal wurde mir nämlich bewusst, dass ich immer dann, wenn ich beim Liebemachen meine Augen schließe, auch gleichzeitig von der Frau, die ich doch (gerade auch körperlich) lieben darf, abdrifte.

Das Ergebnis war, dass ich ganz schnell nach dem Schließen meiner Augen unbewusst damit begann, nur noch 'mein Ding' zu machen. Nun ja, und ich denke heute, genau so war dann auch wohl meine Wirkung auf die Frau. Sie hat mit einem geschlafen, der tatsächlich gar nicht da (bei ihr) war. Das möchte ich nie wieder!
Wenn ich es mir 'selbst machen' möchte, dann mache ich das (aber auch wirklich nur mit mir und meiner Fantasie) selbst. Wenn ich aber eine Frau lieben darf, dann wirklich nur noch mit allem, was ich bin – alle meine Sinne, meine ganze Aufmerksamkeit – und niemals mehr ohne, dass auch mein Herz wach mit dabei ist.
Kurz gesagt, ich will, dass meine Augen mir ständig die Frau, die ich liebe, zeigen, damit ich nicht vergesse, dass ich Liebe mit ***ihr*** *mache!*

Und ich will heute die Frau, die ich liebe, ganz! Das bedeutet für mich, dass ich immer, wenn ich gerade das Glück habe, ihr ganz nahe sein zu dürfen, dann auch sofort versuchen werde, sie auch ganz zu mir zu holen. Dazu werde ich zunächst alles suchen, das ihre Lust (auf mich) steigern kann. Ganz besonders meine Augen (aber auch meine anderen Sinne – Hören, Spüren, sogar das Riechen und Schmecken) brauche ich dann, um ständig wahrnehmen zu können, wie das, was ich gerade mit ihr mache, in ihr wirkt. (Ganz rational gesagt: Geht ihre Lustkurve dabei nach oben oder sollte ich schnellstmöglich nach etwas anderem suchen, das ihr gefällt?)

Gleichzeitig suche ich immer mehr, sie zu spüren – davon weg, mich und meine Lust zu spüren und somit immer mehr von ihrer Lust wahrzunehmen, irgendwie immer mehr zu spüren, was ihr Körper mir mitteilen möchte. Umso mehr mir das gelingt, umso schneller geschieht es dann auch immer wieder ... Und das ist dann, wie wenn sich unsere Körper tatsächlich gegenseitig auf sich einschwingen ...
Dann ist ihr Körper ganz bei mir ... und an irgendjemand Anderen kann sie schon lange nicht mehr denken ... und wenn sie mich dann wieder ansieht ..., dürfen meine Augen tatsächlich das sehen, was mich total

glücklich macht ..., sie sehen nämlich, dass es in diesem wundervollen Augenblick für sie nur noch mich gibt und sonst absolut nichts!

Ja, Liebe, das ist das Geheimnis meiner offenen Augen.
Sie sagen so lange 'Ich liebe Dich' zu Dir, bis sie es aus Deinen Augen wiedersehen."

Intimität und Präsenz

Viele Paare haben einen festen Ablauf in ihrem sexuellen Zusammensein. Sie sind darin dann so eingespielt, dass sie nicht mehr viel zu reden brauchen. Sie wissen, wie's läuft und bleiben dabei. Die Gefahr in der Routine liegt darin, dass wir nicht mehr wirklich dabei sind. Wir sind zwar körperlich anwesend, aber nicht wirklich innerlich beteiligt. Der Kontakt mit dem Partner ist minimal, jeder ist nur bei sich selbst, in seine eigene innere Welt abgedriftet. Männer wie Frauen – jeder macht 'sein eigenes Ding'. Als Mann hast Du vielleicht Deinen inneren Film eingeschaltet. Die Augen sind zu, und Du gibst Dich Deinen Bildern und Empfindungen hin.

Als Frau machst du entweder dasselbe oder die Konzentration lässt nach und du fängst an, Gedanken nachzuhängen, wie beispielsweise: "Was koche ich morgen? Ich sollte doch noch meine Präsentation/Geburtstagstorte/Unterrichtsvorbereitung ... fertig machen! Hoffentlich schlafen die Kinder schon." Je weniger Lust und Energie die Frau verspürt, desto eher denkt sie sich weg. Manchmal auch dahin, was sie jetzt gerade lieber tun würde. Eine Teilnehmerin erzählte einmal, dass sie öfter eigentlich lieber basteln würde (ganz wörtlich gemeint), als sich gerade sexuell abzumühen. Das kann man sogar nachvollziehen, wenn man sich das 'Abmühen' vorstellt.

Zum anderen sind wir eben sehr mentale Wesen und auch sonst den ganzen Tag 'im Kopf'. Frauen, aber zunehmend auch Männer, brauchen oft lange, bis sie abschalten können und den Kopf frei haben. Die Routine im 'Liebemachen' lockt zunächst mit Bequemlichkeit, aber sie fördert nicht unsere Lebendigkeit und unser 'Im-Moment-Sein', wo körperliche Liebe stattfindet. Für Sex brauchst Du nicht allzu viel Präsenz, das macht Dein Körper quasi alleine, für 'Liebemachen' aber schon, weil Liebe aus der Resonanz mit Deinem Partner entsteht. Insofern ist die Formulierung 'Liebe-**Machen**' gar nicht so verkehrt.

Wenn Du also häufig abdriftest oder Dich wegträumst, hat es eine Wirkung auf Deinen Partner und eine Auswirkung auf Dein Sexleben. Es ist schwer für Deinen Partner, präsent zu bleiben, wenn

Du nicht **da** bist. Andererseits könnt Ihr es als Alarmsignal begreifen und davon ausgehen, dass etwas nicht mehr 'stimmt'. Es kann Euch dann helfen, aus einem Moment der Routine auszusteigen, etwas zu verändern oder wieder mehr den Kontakt zu suchen.
Für einen Mann, der viel wahrnimmt, kann es in seinem Penis spürbar sein, wo die Frau ist, ob er sie mit seinen Bewegungen noch erreicht oder ob er den Kontakt zu ihr verliert. Ich habe es selbst mit den beiden sehr wachen Männern in meinem Leben erlebt. Wenn ich - aus welchen Gründen auch immer - nicht mehr 'dabei war' oder sich die Berührung nicht mehr wirklich gut anfühlte, bekam mein Partner ziemlich schnell eine entsprechende Information darüber von seinem Penis, indem er zum Beispiel einen Teil seiner Erektion verlor. Es ist, als gäbe es da eine feine Kommunikation zwischen Penis und Vagina - und zwar in beide Richtungen.
Deshalb gilt dasselbe für die Frau. Sie kann sich nicht wirklich öffnen und sich hingeben, wenn der Mann nicht präsent ist, wenn er nicht wach, bewusst, präsent in seinem Penis ist. Außer, sie hat sich ebenso in ihre Fantasie zurückgezogen. Sie öffnet sich dann allerdings nur zum Teil für ihn, der andere Teil bleibt bei den eigenen Bildern.
Wenn wir nun ganz in unsere separate Fantasiewelt abtauchen, sind wir - jeder für sich - allein unterwegs, und die Kommunikation zwischen uns bricht ab. Wir haben beide die Augen geschlossen, jeder ist in seine eigene 'Story' involviert. Manche Männer haben aus dem routinemäßigen Gebrauch von Fantasievorlagen aus dem Internet eine Dauergewohnheit gemacht. Manche Frauen 'retten' sich in ihre sexuellen Vorstellungen, wenn die Realität für sie so gar nicht 'funktioniert'.

Mut zum Risiko

Sexuelle Fantasien sind für sich genommen kein Problem. Sie können erotisch, aufregend, lustfördernd und spannend sein. Aber sie können wirkliche Intimität auch verhindern und, wenn wir ihnen zu viel Macht geben, die Fähigkeit, Liebe zu machen, einschränken. Nämlich dann, wenn wir die Fantasie mehr lieben als unseren Partner. Aber **in** der Liebe mit unserem Partner kann die Frage interessant sein: Was wäre, wenn wir unseren Partner in unsere inneren Bilder einbeziehen oder den Film sogar mit unserem Partner gemeinsam drehen würden. Wie viel Intimität und Nähe könnte das zwischen uns schaffen? Zumal gerade unsere Fantasien ganz viele Hinweise darauf geben, was wir uns in sexuellen Begegnungen wünschen. Können wir so offen miteinander sein? Wie mutig müssten wir dafür werden, und wie viel Risiko müssten wir dabei eingehen? Wie viel Ehrlichkeit, Peinlichkeit oder Scheu hält unsere Intimität aus? Oder wird es dadurch sogar noch tiefer, näher, inniger zwischen uns?

David Schnarch (5), einer der bekanntesten amerikanischen Sexforscher und Therapeuten hält das 'Sich-nicht-Trauen', das kompromisshafte 'Sich-einig-Sein' zwischen Partnern für den Hauptschuldigen für die Flaute im Bett. Ursache ist die Angst, den Anderen vor den Kopf zu stoßen, wenn wir es wagen würden, unsere ehrlichen Impulse zu verfolgen. Gerade in längeren Beziehungen ist es also nicht allein die Gewohnheit, die Menschen liebesmüde und Sex langweilig macht. Es ist vielmehr die Angst, die abgesicherte Komfortzone, das gemeinsame symbiotische Arrangement zu verlassen. Wir haben uns eben auf einen gemeinsamen Nenner gebracht und auf eine gewisse Schnittmenge sexueller Handlungen geeinigt, die für uns beide okay ist. Dieser Bereich bedeutet vermeintlich Sicherheit und Stress- und Konfliktfreiheit. Solange er nicht verlassen wird, ist 'alles gut', denn jenseits dieser Grenze lauert das Risiko. Dass genau dieses **Risiko** uns wieder lebendig machen würde, ist die Krux dabei.

Wenn wir uns dieses Prinzip tiefer anschauen, bedeutet es: Mein 'kleines Selbst' ist zu sehr auf die Bestätigung des Partners angewiesen – gerade auf dem empfindlichen Terrain der Sexualität. Die Angst vor einer Ablehnung ist zu groß, um frei äußern zu können, dass ich noch etwas anderes im Sex will als das, worauf ich mich mit meinem Partner geeinigt habe. Vielleicht würde es ihm nicht gefallen. Was würde er von mir denken? Ich muss schon gut mit meiner Scham, meinen Ängsten, Befürchtungen und anderen Emotionen in mir selbst umgehen können, um meinem Partner so offen zu begegnen. David Schnarch nennt das 'Selbstbestätigt'- und 'Differenziert-genug-Sein'.

Ich muss folglich lernen, unabhängig und selbständig in meinen Gefühlen zu sein, damit ich wirklich intim sein kann. Das heißt, mir selbst treu zu sein **und** mich auf meinen Partner einzulassen.

Es kommt darauf an, eine gute Balance zu finden zwischen 'Bei-mir-Sein' und 'Bei-dem-Anderen-Sein'. Vielleicht bedingt das eine sogar das andere!? Vielleicht kann ich gar nicht wirklich bei meinem Partner sein, wenn ich nicht genug in mir selbst 'zu Hause' bin?

Bei sich selbst zu sein, ist nicht dasselbe wie egoistisch zu sein. Vermutlich sind unsere Liebesbeziehungen das perfekte 'Spielfeld', auf dem wir das genauer herausfinden können. Spürst Du Dich **und** die Verbindung zum Partner? Verlierst Du Dich in der Erregung (Kriegen Dich die Dämonen?) oder kannst Du in der Erregung Deine Liebe spüren? Kannst Du Dich – auch in der Sexualität – von Deinem Partner beeinflussen lassen und ihn oder sie zulassen, ohne Dich aufzugeben? Das beginnt wohl damit, dass Du ihn oder sie wirklich spürst, dass Du die feinen Bewegungen und Veränderungen in Deinem Partner deutlicher wahrnimmst.

Manchmal musst Du selbst ein Stückchen zurücktreten, um das zu tun. Manchmal musst Du Deine Vorstellung davon, was jetzt geschehen soll, ganz einfach loslassen. Aber Du kannst Deinen Fokus darauf, was Du 'erreichen' willst, verschieben. Es ist ein lohnendes Experiment, und es gibt verschiedene Wege, den Fokus beim Sex zu bewegen. Einer dieser Wege ist das 'Stille-Liebe-Machen'. Wie das geht? Lass' uns das näher anschauen.

"Liebe.
Ich glaube, viele Männer fühlen sich nur 'bedürftig', weil sie einfach gar nicht so richtig wissen, was sie tatsächlich suchen ... wo es genau ist ... und wie man es richtig – und richtiger – machen könnte ... wie man es überhaupt anstellen müsste, um da hinzukommen ... und wie viel dann dort tatsächlich ist!
Dabei ist all dieses Wo, Wie, Was einfach nur der wunderschönste Weg, den ein Mann begehen kann. Der Weg des Mannes in die Tiefe der Frau! Vielleicht ist das auch der wahre Grund für den Mann in uns (Menschen-)Männern und der Frau in Euch (Menschen-)Frauen!

Und hier ist nicht 'der Weg das Ziel', sondern der Weg das schönste Erleben unserer Lebendigkeit. Denn der Grund selbst (als Frau das Frau-Sein und als Mann das Mann-Sein) ist wirklich das Ziel! Mir gefällt jedenfalls diese Sicht auf das Mysterium 'Liebe'!"

16. Neue Wege im Sex

„Für mich ist das Wichtige beim Sex, dass es kein Ziel, kein Muss, keine Erwartungen gibt - egal was wir tun, alles darf, aber nichts muss sein."
(Matthias)

„Unsere Verbindung spüre ich am besten in der stillen Liebe. Dann ist der ganze Druck weg, und nur noch Du und ich sind da."
(Doris)

'Stilles Liebemachen'

Um zu lernen, mehr präsent und 'zu Hause' zu sein und gleichzeitig den Partner oder die Partnerin wahrzunehmen, eignet sich das 'Stille-Liebe-Machen'. Es wird auch 'Slow Sex' oder 'Stille Liebe' genannt. Barry Long - der 'Erfinder' dieser stillen Vereinigung, empfiehlt es (besonders geeignet in unserer westlichen Kultur) als eine Art 'Neustart', ein bewusstes 'Experiment', um aus den bisherigen vielleicht eingefahrenen Abläufen auszusteigen und damit anzufangen, eine neue Qualität in unsere körperliche Liebe zu bringen. Dass diese 'stille Liebe' funktioniert, ist der Grund dafür, dass auch viele Tantraschulen inzwischen die Grundidee und Technik praktizieren.

Bei der 'Stillen Liebe' geht es darum, ohne Vorspiel und Erregungsaufbau in eine körperliche Vereinigung hineinzugehen und für eine Weile dort ineinander zu bleiben - nahezu unbeweglich, eben still. Es bringt uns einerseits aus der gewohnten Mechanik, den unbewussten und automatischen Abläufen im Sex heraus. Andererseits erlaubt es uns (weil ja nicht viel geschieht), uns selbst und den Anderen mehr und genauer zu spüren. Wir tauchen ein in die Berührung und lernen, bewusster und präsenter im Moment zu sein. Wir schauen uns immer wieder in die Augen und erleben die Nähe zwischen uns und unserem Partner. Besonders Frauen berichten mir oft, dass sie durch das entspannte 'Nichts-Tun' und das eher absichtslose 'Zusammen-Sein' erleben, wie sie ihren Partner wieder ganz **neu** in sich fühlen können.

Manchmal kann auch das eine Weile dauern oder mal mehr, mal weniger intensiv sein, den Penis in der Vagina zu spüren. Wir sprachen bereits von den subtilen Verhärtungen, Verspannungen oder auch Taubheitsgefühlen der Frauen. Gerade deshalb ist es eine wunderbare Methode. Viele können endlich ihre Anspannung loslassen, weil ihre Befürchtungen und das Gefühl, unter Druck zu stehen, sich völlig auflösen.
Das Ziel der 'Stillen Liebe' ist es, in die Verbindung hineinzuentspannen und dort möglicherweise zu spüren, wie sich eine feine Kommunikation zwischen Penis und Vagina aufbaut.
Beim sogenannten 'Slow Sex' ist es möglich, ganz im Jetzt zu sein und ohne Erregungs- oder Orgasmus(s)-Druck 'Liebe zu machen'. Der Sinn besteht darin, mehr Bewusstheit und damit mehr Liebe in die körperliche Verbindung zu bringen.

Für Männer kann dieser bewegungsarme Sex herausfordernd sein. Während Frauen die Entspannung oft genießen, da sie ihnen hilft, sich mehr zu öffnen, erschließt sich Männern manchmal nicht so schnell der Sinn oder Nutzen für sie selbst. Sie haben eher die Befürchtung, dass die Erektion nachlässt oder ihnen dabei, zumindest auf Dauer, etwas fehlt. Liebe Männer, keine Sorge, die Sexualität soll nicht grundsätzlich auf diese stille Form 'reduziert' werden. Ihr könnt jedoch damit experimentieren. Manche Männer berichten von einer neuen Tiefe in der Verbundenheit mit ihrer Partnerin und von neuen Freiheiten, erfüllende Sexualität zu erleben, wenn sie aus dem Klammergriff des Testosteron-Antriebs ausgestiegen sind.

Es geht darum, als Paar körperliche Intimität zu erforschen. Ob Ihr Euch dazu wenig, viel oder gar nicht bewegt. Der Qualitätsunterschied entsteht durch die **Bewusstheit** im Sex, und dazu müssen die meisten von uns aus dem Muster des 'Bedürfnisbefriedigungs-Sex' erst einmal aussteigen und in eine andere Grundhaltung, eine andere Absicht hineinkommen. Wenn Ihr diese gefunden habt, ist es egal, was Ihr miteinander tut ... (Haltet aber ein wachsames Auge auf die Dämonen!) "Wenn Du's verstanden hast, kannst Du tun, was Du willst", sagte mein Lehrer dazu. Dann weißt Du, wie 'Liebemachen' geht.

In der Tiefe der Frau

Beim 'Stille-Liebe-Machen' tun beide – Mann und Frau – sehr wenig, eigentlich fast nichts. Schon allein das fällt uns nicht gerade leicht, denn unsere Prägung und Sozialisation setzt einen anderen Schwerpunkt: das 'Tun'. Außerdem gehen wir heutzutage davon aus, dass Mann und Frau gleich sind. Beide Geschlechter **tun** viel in unserer westlichen Gesellschaft. Was die Sexualität angeht, tun meines Erachtens die meisten Frauen zu viel und die meisten Männer zu wenig bzw. das Falsche.

Frauen bedienen Männer! Ich glaube, es ist immer noch tief in der weiblichen Psyche verankert, dass die Frau versuchen muss, dem Mann zu gefallen. Clinton Callahan und Barry Long geben mir darin recht. Den Mann sexuell zu bedienen, ist nicht nur ausgewiesenes Ziel der Prostitution, die immer noch zu 99 Prozent darauf ausgerichtet ist, dass die Frau zur Lustbefriedigung des Mannes da ist (und nicht umgekehrt).
Diese Idee schlummert auch als subtile Erwartung im weiblichen Unterbewusstsein, selbst wenn sich Frauen im Zuge der Emanzipation seit längerem dagegen wehren. Als kollektives Phänomen betrifft es uns aber immer noch und damit auch die vielen jungen Frauen, die trotz ihrer scheinbaren Selbstsicherheit nach wie vor die größten Selbstzweifel hegen, ob sie als Frau und Liebhaberin 'gut genug' sind. "Wenn er 'kommt', weiß ich, dass es gut war", bestätigen mir die Anfang 20-Jährigen.

Frauen wurden "manipuliert und dazu ermutigt zu glauben, es sei der beste Ausdruck ihrer Liebe, Männer sexuell zu befriedigen", nach Aussage von Barry Long. Natürlich haben Männer heute ähnliche Selbstzweifel und suchen eine gleichlautende Selbstbestätigung im Orgasmus des anderen Geschlechts. Aber kann das die Lösung sein, dass nun beide Geschlechter sich gegenseitig 'bedienen'? Nach dem Motto: Wenn beide kommen, waren beide gut? Das entspricht dem aktuellen Zeitgeist, der allgemein vor allem betont, dass Frauen und Männer gleichermaßen berechtigt sind, ihre Bedürfnisbefriedigung zu bekommen. Also befriedigen sich Männer und Frauen gegenseitig. Das klingt doch fair und gut für alle, oder?
Lasst es uns konkreter anschauen:

Es gibt viele Aspekte - auch in der Sexualität - der Gleichheit zwischen den Geschlechtern, aber dennoch bleiben wir in unserem männlichen und weiblichen Wesen verschieden. Es entspricht also sicher nicht dem Zeitgeist und könnte durchaus herausfordernd für viele von uns sein, wenn wir an dieser Stelle der Idee von Barry Long weiter folgen: "In Wahrheit ist es genau umgekehrt. Der beste Ausdruck von Liebe ist, wenn der Mann sie (die Frau) sexuell erfreut." Was bedeutet das? Die Grundgedanken dazu habe ich bereits im ersten Teil beschrieben. Was sind nun die praktischen Konsequenzen 'im Bett'? Was würde sich in unserem Liebesleben verändern, wenn Frauen hingebungsvoller, passiver und Männer verantwortungsvoller und aktiver wären?

Ich möchte gerne jede Frau ermutigen, sich etwas mehr zurückzulehnen. Gerade in der körperlichen Liebe dürft Ihr Euch mehr in das pure 'Frau-Sein' hineingeben, euch entspannen, weicher werden, während Ihr das Erobern, Tun und Führen an den Mann zurückgebt. Hingabe ist nicht zu verwechseln mit stocksteifer Passivität. Euer Mann braucht unbedingt Eure Resonanz, die Reaktionen Eures Körpers. Aber insgesamt geht es mehr um die Hingabe als darum, in Eurer Vorstellung einer 'guten Liebhaberin' zu viel zu tun. Neulich fand ich in einer älteren Ausgabe der AMICA einen großartigen Artikel von Peter Praschl über die Erotik der Hingabe, den ich Euch zumindest auszugsweise nicht vorenthalten möchte. Darin heißt es:

"Lass ihn machen.
Früher, als Frauen sich noch nicht beweisen wollten, wie toll sie sind, sondern sich mit dem Wissen begnügten, dass sie es waren, haben sie gern nichts gemacht. Am Morgen saßen sie im Boudoir und ließen sich vom Dienstmädchen die Haare kämmen und Schokolade und Liebesbriefe servieren, am Abend saßen sie in der Opernloge und ließen sich bewundern. Wenn einer beschloss, sie zu erobern, musste er sich gehörig ins Zeug legen, ehe sie ihm zeigten, dass sie ihre Ruhe auch verlieren konnten. Das war ein guter Test für die Männer: Gibt er sich Mühe, strengt er sich an, will er wirklich mich? Oder will er bloß, dass ich ihn um seine Raserei erleichtere und ist meiner Gunst nicht würdig? Bis sie das entschieden hatten, ließen sie sich Zeit. Und blieben liegen, träge, räkelig und unfassbar begehrenswert.

Doch dann kam die sexuelle Revolution [...], und aus irgendeinem unerfindlichen Grund glauben Frauen seither, sie müssten ständig arbeiten [...]. Auch im Bett sind sie Leistungsträgerinnen.
Deswegen müssen sich Liebhaber nicht mehr besonders anstrengen. Sondern die Frauen bloß machen lassen. Sie machen ja alles. Fulminante Blowjobs, Palstek-Knoten, all die Tricks aus den Handbüchern für die perfekte Liebhaberin, und für jeden Orgasmus, den sie bekommen, geben sie zwei zurück. Als wollten Sie etwas beweisen. Oder als hätten sie Angst, verlassen zu werden, wenn sie nicht alles geben.
[...] Als müssten sie die To-do-Liste der erotischen Pflichten abarbeiten. Oder als dächten sie, sie wären Männern was schuldig. Man kann sich nicht wirklich beklagen, wieso auch, es ist ja gut, es mit so viel Engagement und Expertise besorgt zu bekommen. Aber manchmal würde man ihnen gern zuflüstern: Bitte, lass doch. Tu gar nichts. Du musst Dich doch nicht anstrengen für mich. Lass Dich treiben. Ich finde Dich doch auch scharf, wenn Du nichts tust und mich alles machen lässt. Mir Zeit gibst, Dich anzusehen, genau anzusehen, Du weißt schon, was ich meine [...]. Nichts ist heißer als eine Frau, die das allerletzte Tabu bricht, keine Leistung bringen zu müssen. Und nur noch ein Körper **ist**, der sich seiner Lust hingibt.
Liebhaber wären dankbar dafür. Jedenfalls wenn sie gute Liebhaber sind. [...] Weil Männer immer noch gern erobern. Und weil Frauen nie nackter, nie schamloser sind, als wenn sie nichts tun. Und alles mit sich machen lassen."

17. Die Aufgaben sind verschieden

"Die weibliche Hingabe an die Liebe bedeutet, dass sie ganz loslässt. Die männliche Hingabe an die Liebe bedeutet, 'der Liebe zu dienen'. In anderen Worten: zu geben. Ein Mann spürt nämlich seine Liebe, seine Liebesfähigkeit, indem er spürt, was sie bewirkt. Im 'Geben' und 'sie erreichen wollen' entsteht sein 'Gefühl'. Es öffnet sein Herz. Es macht die Liebe für ihn erfahrbar. Und darin besteht seine Rettung (aus dem Egoismus), seine Erfüllung (als Mann) und seine 'Ritterschaft' (die Anerkennung dafür).
Ich meine allerdings ein 'erwachsenes Geben' aus Freiheit und Stärke heraus, kein Betteln, Verhandeln oder 'Geben, um zu ...'. Er gibt, weil er es will. Er 'dient' nicht der Frau, sondern der Liebe. Das ist ein großer Unterschied!"
(Charly)

"Wir lieben ja nicht das Gleiche in Euch, sondern das Andere!"
(Veronika)

Was inzwischen klar geworden ist: Männer und Frauen sind verschieden. Ich will damit nicht abstreiten, dass wir ähnliche Bedürfnisse haben und auch viele identische Ängste, Anspannungen und Empfindlichkeiten. Nein, ich meine die Unterschiede der männlichen und weiblichen Energie. (Für eine klare Unterscheidbarkeit benutze ich den Begriff 'Energie', auch wenn er mir nicht wirklich gefällt.) Außerdem ist es unbestritten, dass gerade in dieser Andersartigkeit (und damit jeweiligen Einzigartigkeit beider Energien) die wunderbare Chance und die besondere Aufgabe in der Liebe liegen.
Es ist ja ein Glück, dass wir unterschiedlich sind, sonst wäre die Sexualität ziemlich langweilig. Jeder wüsste von sich selbst, was der Andere mag und wie es für ihn oder sie ist. Wir würden unser Programm abspulen – er 'drückt ihre Knöpfe', sie 'bedient seine Gier'. Beide wären (bestenfalls) damit zufrieden und befriedigt im Sinne einer Reduzierung von Sex auf die gegenseitige Bedürfnisbefriedigung. Aber wir haben ja bereits festgestellt, dass wir gerade das nun nicht mehr wollen! Nicht zuletzt gebe ich zu bedenken: Wären die Unterschiede nicht, müssten wir uns nicht bemühen.

Und wir haben im vorigen Teil des Buches gesehen, wie wichtig das Bemühen, das Engagement, das 'Geben' ist. Es ist unverzichtbar – das gilt erst recht in der Sexualität!

Worin aber bestehen nun diese Unterschiede konkret?
Es beginnt mit den unterschiedlichen 'Temperaturen'. Männer sind oft 'heißer', leichter im Erregungszustand und schneller für den Sex bereit. Frauen sind – allgemein gesprochen – 'kühler', ihre sexuelle Temperatur ist meistens niedriger. Das heißt, sie brauchen oft mehr Zeit, müssen sich einschwingen können und öffnen sich natürlicherweise langsam. 'Langsam!' ist das Zauberwort für viele (!) Frauen. Das bedeutet nicht, dass es nicht manchmal auch ganz schnell gehen kann. Aber: **Er** muss **Sie** gewinnen. Er umwirbt sie, er 'macht ihr den Hof'! Ihre Erregungskurve verläuft allgemein nicht so geradlinig wie die männliche. Sie braucht also nicht nur Zeit, sondern auch einen Raum für ihre 'Wellenbewegungen', einen Raum ohne Druck, am besten sogar ohne ein zu erreichendes Ziel. Sie muss sich entfalten können wie eine Blüte. Und das, Ihr Männer, wollt Ihr ja eigentlich. Ihr wollt ihre Entfaltung, ihre weibliche Essenz, ihren 'Duft'! Ihr genießt ihre betörende Andersartigkeit.

Sieh Dir einmal den Unterschied zwischen einem Penis und einer Vagina genauer an. Dann verstehst Du erst die unterschiedliche Energie und die beiden Prinzipien. Männer **sind** nun mal das aktive Prinzip, das Tun, das Bewirken. Der Penis richtet sich auf, nach außen, zu ihr hin. Er will, er kann, er bewirkt. Ein Penis kann oberflächlichen Sex oder Liebe **machen**, er kann verletzen oder heilen. Ein geduldiger, präsenter Penis, der genug Liebe in sich hat, ist genau das richtige 'Werkzeug', um die Frau in ihrer inneren Tiefe zu erreichen. Genau das ist die Energie der Vagina – Tiefe, ein Empfangen, ein 'Sich-Öffnen' und 'Ihn-hinein-**lassen**'.

Und **sie** muss entscheiden, wen sie in sich hineinlässt. Nicht nur, weil ihre biologischen Eizellen so 'abgezählt' und kostbar sind. Je nachdem, welche Instanz in der Frau entscheidet, hat sie verschiedene Gründe dafür, für wen sie sich öffnet. Ob sie auf ein Abenteuer aus ist, sich als gelangweilte Ehefrau verpflichtet fühlt oder ob die innere Göttin entscheidet. Es gibt unterschiedliche Motivationen und entsprechend verschiedenartige Erfahrungen, die eine

Frau machen kann – wie viel sie spürt, was sie erreicht, wie tief sie sich öffnet. So gesehen könnte man sagen, sie sucht sich den 'passenden' Mann für die Tiefe aus, die sie zulassen kann. Aber in einer unbewussten Sexualität finden auch die Entscheidungen – wie die allermeisten Entscheidungen in unserer Gesellschaft – unbewusst statt.

Die Essenz der Frau

Es sind die unterschiedlichen **Essenzen** des Männlichen und Weiblichen, die archetypischen Prinzipien, die miteinander ein Ganzes werden im Zusammensein. Sie, ihre Vagina, kann sich letztendlich nur dann öffnen, wenn der Penis wach und präsent ist – wenn er bewusst genug in ihr ist. Genauso kann er nur dann ganz Mann sein und seine Liebe geben, wenn sie ihn wach genug empfängt und hineinlässt. Ihre Aufgabe aus der Sicht der Essenz oder inneren Göttin ist es, sicherzustellen, dass Liebe stattfindet. Sie lässt ihn werben, um zu sehen, ob er genug mit seiner Liebe verbunden ist. Ob er genug Liebe und Präsenz in seinem Körper hat, damit sie sich öffnen kann. Eine ganz wache Frau kann den Penis 'lesen': Sie spürt den Unterschied, spürt die Energie und den Zustand des Penis daran, wie er in ihr ist und sich in ihr bewegt.
Er ist der Raum, das Prinzip 'Nichts' (das Leben als Potenzial betrachtet). Ein Potenzial ist ein Raum, in dem alles entstehen kann. Sie ist die Energie, die sich in diesem Raum bewegt. Sie ist das Leben als Form, die ganze Vielfalt, das Prinzip 'Alles'. Im Ergebnis ist es dieses wundervolle Bild: Er **hält** den Raum, damit ihre Energie darin **tanzt** ... Doch was heißt das im Einzelnen?

Du, Mann, hast sie umworben. Du hast die Frau in ihr gesehen und Du siehst sie weiterhin. Du hast ihr Herz erobert, jetzt möchtest Du sie körperlich lieben. Das ist Deine Aufgabe. Den 'Raum zu halten' heißt, Du gibst ihr die Sicherheit, dass sie sich in ihrer Zeit entfalten kann. Du bist geduldig, es gibt keinen Druck. Du bist zärtlich, vielleicht leidenschaftlich, vielleicht auch bestimmt, aber sie bestimmt das Tempo. Du "rutscht niemals nach, wenn sie ein Stück zurückweicht", so hat es einmal jemand in meinem Bekanntenkreis treffsicher ausgedrückt. Du bleibst in deiner Liebe und hältst die Dämonen in Schach. Du bist ganz bei ihr!

Sie spürt, dass Du ganz da bist und dass Du weißt, was Du willst – ohne zu forcieren. Du bist in Deiner Kraft, ohne sie zu missbrauchen. Du hast Ruhe, weil Du Dir sicher bist, dass Du sie lieben kannst. Du spürst Deine Liebe in Dir. Und Deine Sicherheit gibt ihr Vertrauen, dass sie sich für Dich öffnen kann. Sie kann sich Dir anvertrauen. Das ist der Raum, den Du kreierst. Weil Du ganz bei ihr bist, spürst Du, wo sie ist, und sie spürt, dass Du sie spürst. Es entsteht eine tiefe Resonanz. Deine Partnerin funktioniert nicht auf Knopfdruck, sondern es braucht Deine ganze Sensibilität und Aufmerksamkeit (aber es macht Dich wach). Du lernst immer mehr, wie Du sie lieben kannst, wie Du Dich in ihr bewegen kannst. Ihr Körper gibt Dir Signale und informiert Dich auf diese Weise wortlos darüber, was in ihr geschieht. Aber wenn nötig auch sofort (auch mit Worten), wenn etwas geändert werden sollte. Du gibst möglicherweise die Impulse, die Bewegungen, vielleicht bewegt auch sie sich, aber sie bestimmt letztlich immer das Tempo. Du bist mit Deiner Aufmerksamkeit bei ihr.

Sie kann Dir alles sagen und das gibt Dir zusätzliche Sicherheit. Du bist nicht übervorsichtig oder ängstlich. Du bist weder Softie noch Macho. Du bist in Deiner männlichen Energie und Kraft und Liebe – das spürt und liebt sie. Das ist es, was sie gesucht hat. Sie kann es nicht alleine. Sie braucht genau diese Kraft, Deine Präsenz, damit sie sich fallen lassen kann. Sie spürt den Mann. Sie spürt die Entschlossenheit und Liebe, die es braucht, um sie aus dem 'Marmorblock zu befreien'. Sie möchte sich endlich öffnen, hingeben, weich werden. Sie lässt ihr tiefes Misstrauen gegenüber dem Mann los. Sie weiß – so wie er es weiß – um die Sexbesessenheit in allen Männern, aber sie vertraut diesem, dem individuellen Mann: Dir! Sie hat keinen Zweifel an Deiner Liebe. Sie sieht den Ritter, den wahren Mann in Dir. Du bist der 'Richtige'. Dir traut sie es zu, weil sie die Kraft Deiner Liebe spüren kann, jetzt! Sie bleibt bei Dir, sie lässt sich mitnehmen, sie weiß, wenn Liebe den Raum beherrscht, kann es wild und leidenschaftlich sein, kann das Tempo hoch, schnell oder langsam sein.

Die Stärke **und** Feinfühligkeit des 'richtigen' Mannes zu spüren, ist für die Frau unwiderstehlich. Sie öffnet sich immer mehr. Sie hat keine Selbstzweifel, sie hat ihr 'kleines Selbst' schon hinter sich gelassen. Sie weiß, dass sie nie verlassen wird. Sie wird immer geliebt sein. Sie ist verbunden mit der Liebe, die sie umgibt und die aus ihr strömt. Ihr Zutrauen in ihn gibt ihm neue Kraft.

Er führt (was nicht heißt, dass sie nicht 'oben' sein kann) und übernimmt die Verantwortung, dass er alles, was er kann, dafür tut, damit sie sich öffnet. Er 'dient' dem Weiblichen. Ob Stille, langsame oder schnelle Bewegungen, er ist weiter ganz bei ihr. Er schützt sie und achtet auf sie. Er weiß, dass es seine Aufgabe ist, den Raum klar zu halten – für sie, für die Liebe. Sein ganzes Bestreben zielt auf ihr Wohlbefinden, während er sich gleichzeitig seiner eigenen Energie und Lust bewusst ist. Die Energie der Liebe, die jetzt die gleiche ist wie die der Lust, hat sich in seinem ganzen Körper ausgebreitet. Er liebt die Frau mit allen Sinnen. Ich denke, genau das hat Barry Long gemeint, als er von der "einzigen Autorität, die der Mann über die Frau hat" sprach. Frauen lieben sie!

Vielleicht verstehen wir nun langsam, warum die 'Shades of Grey'-Reihe so erfolgreich ist? Ich sehe da hauptsächlich zwei Gründe: Einmal beschreiben diese Bücher (und Filme) ziemlich genau den Mädchentraum. Ein junger, sportlicher, reicher, erfahrener und unheimlich gut aussehender Mann liebt eine junge, etwas unbeholfene Frau, der er die Welt zu Füßen legt. Die Liebesfähigkeit seines Herzens lässt am Anfang noch zu wünschen übrig, da er von einem schlimmen Schicksal verkorkst wurde. Aber die Liebe der jungen Frau heilt ihn, und zum Schluss wird er ganz der 'Prinz ihrer Träume'.
Nun, für diesen Teil hätte es auch ein Rosamunde Pilcher-Roman getan (die sind fast ebenso erfolgreich, wie ich gehört habe ...). Aber da gibt es noch einen zweiten – den sexuellen – Aspekt. Wie sich herausstellt, fühlen sich deutlich mehr Frauen als vermutet auch davon angesprochen. Gerade starke Frauen – nicht alle natürlich, aber einige – spüren eine Affinität zu der Rolle der Frau, die sich hier einem Mann überlässt und von ihm 'geführt' wird. Diese Rolle entspricht möglicherweise und teilweise den eigenen sexuellen Fantasien. Nicht umsonst boomen die Internet-Portale mit BDSM-Artikeln. Neue Sexshops öffnen ihre Pforten mit frischem Anstrich, Frauen ansprechendem Ambiente sowie stylischen Artikeln.

Aber was genau ist es, das uns Frauen – manche mehr, manche weniger – anspricht? Es hat zu tun mit dem Thema 'Hingabe'! Das ist der eigentliche Knackpunkt. Es geht sicherlich darum, Kontrolle loszulassen, und darum, sich der Expertise eines Mannes zu

überlassen (ein Orgasmus **ist** Loslassen!). Aber noch viel mehr trifft es die Sehnsucht danach, sich **komplett anzuvertrauen**! Es ist das Gefühl, sich in die Hände eines Mannes zu geben und sich seinem Tun zu überlassen.
Es ist die tiefe Sehnsucht des weiblichen Prinzips, sich hinzugeben. Loslassen und Hingabe geschieht beim Sex genau in dem besonderen intimen Raum, den er - der Mann - für seine Frau erschafft! Ein Raum der Geborgenheit und Sicherheit, in dem Du sie hältst, wenn sie loslässt. Da ist genug Aufmerksamkeit und Präsenz, der sie vertrauen kann. Da ist genug Liebe, die sie annimmt, wie sie ist. Sie kann alle Bedenken, alle Scheu ablegen, denn da ist genug - männliche - Kraft!

Die Kraft des Mannes

Es ist Deine männliche Stärke und Kraft, die in der körperlichen Liebe wirkt - verbunden damit, dass Deine Aufmerksamkeit ganz bei ihr ist! Ich glaube, die meisten Männer wissen heute nicht mehr, dass Sie diese Kraft haben. Sie wird mit männlichem Ego und Machtgehabe verwechselt. Dabei hat die Stärke, die ein archetypischer Mann ausstrahlt, eine unglaubliche und unwiderstehliche Ausstrahlung. Sie ist verbunden mit Bewusstheit und Ausrichtung auf die archetypische Frau. Ein wacher Mann hält seine sexuelle Energie unter seiner Kontrolle. Weil er weiß, dass er seine Kraft für die Liebe einsetzt, weil er weiß, was er wirklich will.
Es hat mit Sicherheit eine Wirkung, **wie** Du als Mann mit Deiner Frau zusammen bist, welche Energie, welche Absicht Du ausstrahlst. Denn tatsächlich ist es so, dass die meisten Frauen nicht den Kumpel, Bruder, netten Kerl von nebenan im Bett haben wollen, sondern einen Mann, der seine Kraft zu lieben kennt. Und ihr vertraut!

Um diesen Aspekt deutlich werden zu lassen, kommt an dieser Stelle noch einmal ein Mann persönlich zu Wort:

"Wie ich heute ‚Liebe mache'
In der Zeit ändert sich alles, auch meine Art, 'Liebe zu machen'. Ich meine dabei heute nicht mehr 'Sex-Haben' (meine sexuelle Lust zu befriedigen), sondern ganz bewusst körperlich zu lieben.

Natürlich spielt dabei Lust immer noch eine entscheidende Rolle, und noch immer möchte ich die Frau haben, ja auch beherrschen. Und noch mehr als früher möchte ich sie ganz – ihren Körper, ihre gesamte Aufmerksamkeit – und möchte sie dazu bringen, dass sie ihre totale Lust durch mich erfahren will. Aber dabei will ich heute auch die Liebe zu ihr in mir spüren dürfen! Ja, und manchmal darf ich dabei dann tatsächlich erleben, dass es ist, als ob ich Liebe in ihr entstehen lassen könnte.

Und so mache ich es heute: Ich beginne dort, wo das Vorspiel mehr und mehr Lust in uns erzeugen soll, meine körperliche Lust zu dämpfen. Je mehr nämlich die Frau in ihre Lust kommt, umso gefährlicher wird es für den männlichen Körper, der sich aus dieser Lust einfach nur das nehmen will, was ihn zum Orgasmus bringt. Dazu versucht er alle meine Sinne auf sich zu lenken – er will sich meinen gesamten geistigen Blick rauben, um so schnell als nur möglich sein einziges Ziel zu erreichen. Und genau dies zu verhindern, ist mein erstes Bestreben. (Heute bestimme ich den Zeitpunkt meines Orgasmus und noch mehr, ich bestimme sogar, ob ich überhaupt einen haben will!)
Bevor also meine Lust so drängend werden kann, dass sie mir meine Sinne rauben könnte, beginne ich damit, diese Sinneswahrnehmung ganz bewusst auf die Frau zu lenken. Ich will sehen, hören und spüren, wo sie gerade ist. Ich will erkennen können, wann und wie vorsichtig ich noch sein muss, damit sich für sie nur gut anfühlt, was ich mit ihr mache. Ich will sie dort abholen können, wo sie gerade ist, und sie mit mir mitnehmen. Und ich will, dass ich es so schnell wie nur irgend möglich erkennen kann, wenn sie beginnt, nicht mehr bei mir zu sein.
Also suchen meine Augen, was ihre Mimik spricht, meine Ohren beginnen damit, ihre Untertöne zu hören, und mein Unterkörper sucht ganz sensibel die Bewegung, die sie weich und öffnend macht. Nichts soll nämlich von nun an geschehen, das sie von mir wegbringen könnte. Meine Sinne sollen meinen Körper so in sie bringen, dass sie immer mehr von mir haben möchte.
Erst, wenn ich dann ganz in ihr bin, fülle ich meinen Körper mit all meiner Kraft. Meine Muskeln spannen sich, meine Arme umhüllen mit dieser Muskelkraft und doch sanft ihren Oberkörper so, dass ich ihren Kopf in meinen Händen bergen kann. Und so sehe ich sie an und suche die Liebe zu ihr in mir.

Ja, das ist der Moment, wo ich ganz bewusst die Liebe zu ihr spüren möchte, denn ich will nicht Sex, sondern Liebe mit ihr machen. Genau dieser Moment ist heute sehr wichtig für mich, denn wenn ich darin ganz bewusst meine Liebe zu ihr spüre, bleibt dieses 'Gefühl' bei allem, das danach geschieht.

Ja, und dann geht es körperlich weiter. Ich suche Bewegungen, die sie bei mir halten, und meine Sinne zeigen mir, ob ihre Lust dabei größer wird oder nicht. Meine Arme und Hände, mein ganzer Körper unterstützen mich immer mehr und mehr dabei, sie immer höher und höher bringen zu können. Und ein inneres Auge sieht wachsam zu mir selbst, dass nicht mein Körper mir die Sinne raubt. Und so suche ich die Ebene in mir zu erreichen und zu halten, wo mein körperlicher Höhepunkt nicht weit weg ist und doch so weit, dass ich gerade noch Herr meiner Sinne bleiben kann. Meine Sinne suchen bei ihr, wo sie ist. Mein ganzer Körper will sie mit seiner ganzen Kraft immer höher und höher tragen, und das wache Wissen in mir, dass ich sie liebe, macht ihn dabei kraftvoll und sanft zugleich.

In dieser Phase geschieht es dann (immer öfter) in mir. Es ist, wie ein geistiger Orgasmus, nur viel, viel sanfter. Nichts explodiert, es ist – im Gegenteil – wie in Zeitlupe, dehnt sich irgendwie aus. Alles wird total einfach und leicht. Meine Augen sehen, was ich schon vorher weiß, meine Ohren hören schon vor dem Ton, und mein inneres Auge muss nichts mehr im Auge behalten, weil mein Körper wie von selbst einfach warten will, bis die richtige Zeit da ist. Ich glaube, ich spüre dann einfach, wie sie gerade spürt, und ich will dann nicht mehr höher mit ihr, irgendwie schwingen wir einfach zusammen. Und ich spüre, wie sie kurz vor ihrem Höhepunkt ist und will einfach nur damit spielen. Einfach so – ohne es wirklich zu wollen oder zu denken, dass ich es will. Es ist, als wenn unsere Körper in mir eins werden.

Und dann kommt sie – und meine Augen sehen nicht nur, und meine Ohren hören nicht nur, und mein Körper spürt nicht nur – nein, irgendwie fühle ich sogar ein wenig, wie sie gerade spürt. Und dann ist es die richtige Zeit für mich ..."

Teil III

Partnerschaft als Spiel-Raum für erfüllenden Sex

18. Etwas wollen und dazu stehen

"Wie viel Zeit seid Ihr bereit, in den Orgasmus der Frau zu investieren?"
"Am liebsten mein ganzes Leben! Mein Problem ist nur, was machen wir zwischen den Orgasmen?"
(Volker)

Nun entsteht natürlich in uns die große Frage: Wie kommen wir da hin? Als ganz normales Paar in einer ganz normalen Partnerschaft. Zunächst, indem wir es wollen und sagen, dass wir es wollen! Es gab schon einige sehr ehrliche Gespräche darüber in meinen Seminaren und auch in meinen Liebesbeziehungen. Es gab mutige E-Mails zwischen mir und meinem Partner und natürlich offenen Austausch. Aber ich möchte für Euch hier die wichtigste Nachricht (und auch die Antworten) wiedergeben, die ich je zum Thema Sexualität geschrieben habe:

"Hallo, mein Liebster.
Also hier kommen meine versprochenen Gedanken zum Thema Sexualität!
Ich hab' da eine These:
Kann es sein, dass unsere Form von Sexualität in unserer Welt in erster Linie eine männliche ist und dem Mann dient? Als hätte ein Mann (oder mehrere Männer) sie so erfunden, wie sie für ihn am besten funktioniert. Vielleicht ist sie so, wie sie ist, im Patriarchat entstanden, und läuft somit erstmal so ab, wie es für Männer (meistens) gut ist?

Damit meine ich nicht, dass diese Sexualität dem Wesen/Prinzip Mann entspricht, sondern eher dem Prinzip: 'Kleiner Junge will Eis haben!' Sorry, muss es ein bisschen heftig formulieren, nicht persönlich nehmen! Ich meine, wir denken, dass die Sexualität, so wie sie in unserer Welt gelebt wird – mit allen heutigen Variationen –, die normale und natürliche ist. Vielleicht ist sie das gar nicht – und schon gar nicht die einzige mögliche –, sondern einfach die, die für Männer am besten funktioniert, mit dem Hauptziel, ihm mit ziemlicher Sicherheit einen Orgasmus zu gewährleisten, denn das will er am meisten. Erzähl' mir bitte nichts anderes über die Männer im allgemeinen, weil ich die Männer (im allgemeinen) kenne.
Man könnte jetzt einwenden, dass diese Ausrichtung auf den männlichen Orgasmus aus der Notwendigkeit für die Fortpflanzung der Menschheit entstanden ist, weil er ja einen haben muss, um ein Kind zu zeugen, sie aber nicht unbedingt. Dann wäre aber Sexualität auch nur in der fruchtbaren Zeit sinnvoll. Wenn es also zu mehr gut sein soll als zur Reproduktion, ist auch die Form der Sexualität wählbar, gibt es also hypothetisch eine andere Form. Eine weibliche Form?

Wenn man mal ganz neu denkt und dazu die Frauen fragt, was ihnen gefallen würde, könnte diese Form vielleicht so aussehen: Eine Sexualität, die die weibliche Essenz, die Vagina (lustvoll) verehrt, eine, in der der Mann dem 'Female', dem weiblichen Prinzip in ihr dienen würde (nicht der Frau persönlich), in der das 'Ziel' ihr Aufblühen, ihre Erfüllung wäre, weil sich dann ein Prinzip erfüllen könnte und der Mann seine Essenz, seine Kraft spüren würde, mit seiner Liebe etwas bewirken zu können (statt 'nur' etwas haben zu wollen).
Wenn er ihr den Raum erschafft, sich öffnen und hingeben zu können, also der Fokus ein ganz anderer wäre, als es heute in der Sexualität der Fall ist. Wenn sein Orgasmus also nicht das allerwichtigste und das allerhäufigste (!) Ereignis wäre. Vielleicht hätte sie dann auch ein anderes Verhältnis zu ihrem Orgasmus und zu ihrer Lust.

Die Sache mit dem Orgasmus ist gar nicht so einfach.
Wenn wir bzw. die Männer zu 'orgasmusfixiert' sind, fühlt es sich nicht richtig an – weil es doch um viel mehr als den Orgasmus geht. Wenn wir Frauen nicht einfach und schnell und zuverlässig genug 'kommen', machen wir uns Druck, kriegen wir Selbstzweifel und verzichten schließlich lieber auf Orgasmus und Sex überhaupt – oder alternativ, wir machen es den Männern nach. Mit beidem geht es uns gar nicht gut!

Wenn er dann (fast oder so gut wie) immer einen Orgasmus hat, fühlt sich die Frau in der Regel frustriert, sauer, 'verarscht'. Das kann es auch nicht sein. Weil das Grundprinzip die alte, männlich ausgerichtete Sexualität ist. Mir haben schon zu viele Männer erzählt, der Orgasmus sei ihnen nicht so wichtig, sie hatten dann doch fast immer einen – je länger die Beziehung ging, desto mehr – und waren froh, wenn er mir ja Gott sei Dank nicht so wichtig war. Und ruckzuck lief wieder das alte Spiel. Es funktionierte eben prima für den Mann!

Ich kenne übrigens auch das Gefühl 'Wie lang geht das denn noch, hört er jetzt hoffentlich bald auf, am besten hat er jetzt bald seinen Orgasmus, dann ist endlich Ende.' Ist doch verrückt, oder? In diesen Situationen wollen wir Frauen (bin nicht die einzige, die das kennt) sogar, dass er 'kommt', weil das (selbstbezogene oder manchmal nur hilflose) Rumgemache auf uns noch schlimmer ist. Es entsteht viel Verachtung in uns Frauen, wenn Sex so selbstbezogen oder gierig oder bedürftig ist.

Also irgendwas ist an dieser ganzen Geschichte grundverkehrt – zumindest klassischerweise für die Frau. Immer noch ist es für die meisten Männer okay, wenn auch fraglich ist, ob es ihnen wirklich gut damit geht. (Über den Stress von Männern haben wir mal gesprochen.)
Könnte es denn eine grundlegend andere Form von Sexualität geben? Die wir von klein auf gelernt hätten, die so normal wäre wie die heutige? Eine, die – wenn überhaupt – dann eher das weibliche Geschlecht in den Mittelpunkt stellt? Deren Ziel es ist, dass sie sich öffnet, und bei der der Mann Freude daran hat und es als Privileg und Wertschätzung empfindet, in ihr zu sein und den Raum dafür zu schaffen?
Wie würde Sexualität in Beziehungen gelebt, wenn es darum ginge? Mit welchem Lebensgefühl und Körpergefühl würden Frauen durch die Welt gehen? Und wie viel mehr als heute würden Männer zurückkriegen?

Dann könnte es in meiner Vision für Paare und für einzelne Frauen 'Tempel für die Liebe' geben, in denen Männer den Frauen/dem Female 'dienen'. (Umgekehrt gerne auch, aber auch die wären anders als die heutige Prostitution.) Jede Frau könnte in diese Tempel gehen ... Ich glaube, dieser Gedanke würde uns Frauen gefallen! Dann könnten wir vielleicht auch alle möglichen Formen/Spiele/Variationen sexuellen Zusammenseins mit unseren Liebsten freier und lustvoller ausprobieren und ausleben, weil das Grundgefühl stimmt: 'Er ehrt sie'. Was hätten wir für einen Spaß!

Und würde sie nicht ihn, der sie ehrt, automatisch auch ehren?!?! Viel mehr, als sie heute einen kleinen gierigen Jungen je ehren kann ...?
Mein Bauchgefühl sagt mir, so wäre das – und dieses Experiment würde mich interessieren!

Ein paar praktische Grundregeln, wie ein ausgewogenes Orgasmusverhältnis, wären gut dabei (fällt mir jetzt auch nicht gerade leicht, das zu sagen ... hätte ich aber schon viel früher in meinen Beziehungen einführen sollen!) und eine Grundhaltung ohne Druck. Sowie ganz viel Ehrlichkeit und Offenheit und dass es nicht immer perfekt sein muss, sondern mal wundervoll, mal mittelmäßig, mal still, mal leidenschaftlich ...
So, das war's. Bin gespannt was du sagst.
Jetzt fühl ich mich mutig (na ja ...) ...
... aber glücklich über Dich und mich!"

"Hallo, Liebe.
Ich habe schon ein wenig geahnt, dass da wieder was auf mich zukommt. Dennoch, zunächst möchte ich Dir danken. Denn Deine Mail hat mir gezeigt, dass ich in meinem ganzen bisherigen Leben noch keinen erwachsenen Menschen getroffen habe, der zu jeder Zeit völlig unbefangen und frei über Sexualität sprechen kann (mich eingeschlossen).
Darum zuerst eine große Bitte an Dich: Liebe, möchtest Du dies mit mir zusammen ändern? Ich meine, versuchen, in jeder Situation einfach ehrlich miteinander sprechen? Zusammen mit mir dort suchen, wo ein Einzelner niemals finden kann? Sich wirklich mit allen Sinnen lieben?
Liebe, ich denke, Du hast absolut recht damit, dass die menschliche Sexualität männlich gelebt wird. Die umgekehrte Situation wäre sicher auch keine Lösung. Sonst geht es uns Männern am Ende so, wie (zugegeben) aktuell Euch Frauen. Sicher, würde uns auch recht geschehen, aber ich denke nicht, dass Du/Ihr Frauen das wirklich wollt.
Ich bin sehr sicher, dass, wenn wir es zusammen hinkriegen wollen, es auch für beide richtig sein soll. Und absolut ja, Achtung und gegenseitige Verehrung ist ein gutes und fruchtbares Feld dafür.
Ja, Liebe, nun zum Handicap von uns sexuellen Männern. Wir haben ein Pinkelorgan, das wir irgendwie als Sexualorgan erlernen müssen. Und leider geht das nicht einfach so, nur mit Wollen. Nicht in der Jugend – da geht es uns nur zu oft einfach durch. Auch nicht als Vernünftiger, da können wir es zwar mehr oder weniger am besten, aber gerade dort liegen auch unsere 'wichtigen Lebensaufgaben', und diese machen uns schon

sehr oft einfach zu müde. Und auch nicht als reifer Mann, denn dort müssen wir uns schon sehr 'kümmern', damit es überhaupt noch funktioniert. (Du hast mir übrigens gezeigt, dass es sich aber in jedem Fall für uns lohnt.)
Liebe, ich hoffe, es hilft Dir dabei, uns Männer (auch das Männliche) vielleicht ein wenig mehr zu verstehen. Ich bin nämlich überzeugt, dass es Euch Frauen auch nicht viel besser 'dabei' ergeht, wenn es heißt, 'die Liebe zu lernen'.
Ich liebe Dich nämlich, so sehr ich kann!"

"Liebster.
Ja, ich will das total gerne, mit Dir über alles reden, in jeder Situation einfach und ehrlich – und ... 'sich wirklich mit allen Sinnen lieben', das will ich auch.
Dennoch, diese Offenheit fällt mir nicht so leicht, wie Du vielleicht meinst. Zum Beispiel ist es viel schwieriger, Dir als Mann all das zu erzählen, als mit einer Frau (wie meine Freundin und andere Frauen, mit denen ich schon gesprochen habe) darüber zu reden.
Ich finde es spannend, mehr darüber herauszufinden und mit Dir auszutauschen. Manchmal klinge ich etwas forsch, aber ich bin ganz schön scheu – eigentlich.

Also, ich will eher den Druck rausnehmen, den ich zeitlebens – vor allem auch von Männern in der Sexualität gespürt habe.
Das fing schon mit dem Ersten an, der meinte, es sei normal, wenn Frauen nicht so viel spüren und nicht so leicht 'kommen'. Seines Wissens kann das gut zwei Jahre dauern (also zwei Jahre kannst Du ja wohl warten, während ich ein bisschen selbstbezogen auf Dir herumturne), er wusste es halt auch nicht besser.
Meine Vision ist eher, dass wir uns zusammen entspannen und das Spannende gemeinsam genießen – oft haben es halt die Männer mehr oder weniger allein genossen. Mir geht es also gar nicht um die Umkehrung: Ab jetzt geht's nur um den Genuss der Frau. Sondern ich denke, dass es den Männern gut täte, mehr wahrzunehmen, wo sie sind, wenn sie in einer Frau sind, wenn sie lernen, mehr Liebe in ihren Penis zu bringen ...
... weil die Liebe ja da ist, nämlich in Form ihrer Begeisterung für das weibliche Wesen, dessen Anziehung, die sie ja spüren können. Wenn ihnen jemand beibrächte, dass das Liebe ist, körperliche Leidenschaft, Freude, Begeisterung für das Weibliche, die sich da ausdrücken will im

Liebemachen. Weißt du, was stattdessen passiert, wenn man die Werbung sieht, z. B. für Sexfilmchen auf dem Handy, die sich die Jugendlichen runterladen (nachts auf diversen Kanälen anzuschauen)?
Ich denke, es würde die Männer erwachsener machen, wenn sie sich dessen, was sie in der Sexualität bewirken können, bewusster wären.
Was natürlich auch die 'passenden' Frauen dazu braucht.
Und ja, natürlich tun wir uns genauso schwer damit wie Ihr. Wir haben es sicher nicht einfach miteinander. Ich sehe die Tendenzen zu negativer Entwicklung in die 'falsche' Richtung, und ich denke, Männer und Frauen könnten ihren Söhnen und Töchtern etwas anderes vermitteln, worum es geht.
Und ein bisschen Verehrung des Weiblichen täte der Sache gut! Finde ich!
Wenn wir dann erwachsen und liebevoll miteinander sein können, kann es auch frech, abenteuerlich, hemmungslos, geil, mutig, lustig und grenzüberschreitend sein ... und muss gleichzeitig gar nichts.
Es ist einfach schön mit Dir, weil es genau so ist!
Und dafür liebe ich Dich besonders!"

19. Liebe und Erotik im Alltag

"Ich erleb' mich als Dienerin: Wenn's für ihn gut ist, ist es gut. Es beginnt schon, wenn er zu unserer Verabredung kommt, der Gedanke: Jetzt muss ich ..., so, als hätte ich Angst vor dem Mann. Aber was will ich? Ich spür' mich nicht wirklich als Frau. Ich fühl' mich wie eine geschlossene Blüte. Sind wir Frauen zu kompliziert? Wollen wir zu viel? Ich hab Angst, er müsste etwas unterdrücken, wenn er sich auf die weibliche Sexualität einlassen würde." (Heidi)

"Frauen machen aus der Hingabe eher eine Aufgabe. Damit machen sie sich selber Druck."
(Tom)

"Frauen sind eben nicht 'allzeit bereit'. Normalerweise steh' ich nicht schon an der Haustür und empfange ihn in Unterwäsche."
PS: Andererseits ... warum eigentlich nicht ...?
(Ellen)

Öffne Dich und bleib' geheimnisvoll!

Man könnte meinen, das sei doch ein Widerspruch. Wie soll das gehen – sich öffnen, sich zeigen und mitteilen, Intimität und Nähe zulassen und gleichzeitig für den Anderen geheimnisvoll, besonders und sogar aufregend bleiben?
Mann und Frau bleiben nicht spannend füreinander, wenn sie nichts (mehr) von sich mitteilen. Viele Paare hören früher oder später damit auf, sich gegenseitig zu zeigen, über Intimes zu reden, sich voreinander zu offenbaren (wenn es überhaupt einmal da war). Sie schützen sich davor, zu viel von sich preiszugeben. Wenn der Honeymoon vorbei ist und sie sich nicht mehr so sicher sind, ob ihr Partner es immer noch nur gut mit ihnen meint, weiterhin mit verliebten Augen auf sie schaut, fangen die meisten an, ihre Schutzwesten und Brustpanzer wieder etwas enger zu schnallen. In Beziehungen werden Abwehrschilde hochgefahren, um sich für die täglichen, kleinen Machtkämpfe zu wappnen.
Eine wesentliche Strategie dabei ist, sich nicht mehr offen und unbefangen mitzuteilen – nach dem Motto: Wenn Du mich in Ruhe

lässt, lasse ich Dich in Ruhe.
Aber das ist einer der größten Fehler, die wir machen können. Wenn ich mich nicht mehr mitteile, nehme ich meine Liebe ein bisschen zurück, ziehe mein Vertrauen ein Stück zurück, habe ich eigentlich den Glauben an unsere Liebe verloren. Mein 'kleines Selbst' mit seinen Ängsten und Befürchtungen, übervorteilt zu werden, hat wieder die Oberhand. Vielleicht ist es ja doch keine so gute Idee, so verliebt zu sein!? Mein Partner hat seinen 'Kredit' aufgebraucht. Es ist ein Risiko, mich zu zeigen, aber es ist das größte Geschenk, das ich meinem Partner machen kann. Mich wirklich offen und ehrlich zu zeigen, erfordert einiges, aber es lohnt sich ...

Behalte Deinen Wert!

Geheimnisvoll bleibst Du, indem Du Deinen Wert kennst und behältst. Deinen Wert spürst Du tief in Dir - es ist Deine Seele, Dein eigentliches Wesen. Es ist kostbar, geheimnisvoll und besonders. Es ist das Einzigartige an Dir - auch für Deinen Partner oder Deine Partnerin. Vergiss auch Du nicht, dass er oder sie ein ebensolches Geschenk ist, das **jetzt** in Deinem Leben ist - denn Du wirst sie oder ihn nicht für immer in deinem Leben haben können. Indem Du das Einzigartige, Wesentliche in Deinem Partner siehst und wertschätzt, verhinderst Du, dass sich ein eingeschränktes, kleingeistiges Bild von ihm oder ihr dauerhaft in Deinem Kopf festsetzt.
Auch wenn der kleine, selbstbezogene Blick auf unseren Partner im Alltag immer wieder unsere Perspektive trübt: Du siehst und liebst ihre oder seine Seele. Das ist übrigens das Einzige, was bleibt, wenn Dein Partner nicht mehr lebt. All die kleinen und großen Fehler, Makel, Unzulänglichkeiten und Probleme lösen sich in Luft auf, aber die Liebe, die Verbindung zur Seele bleibt - das kann ich Dir versprechen.

Genauso wichtig und wertvoll ist der Blick auf Dein eigenes Innerstes. Denke an den Slogan 'weil ich es mir wert bin', er ist zwar mit einem blöden Werbe-Klischee behaftet, aber im Kern ein gutes Motto für das, was ich meine. Ein gutes Verständnis und ein achtsamer Umgang mit Deinem eigenen Wert ist gerade in einer Ego-Gesellschaft nicht ganz einfach. Achtest Du gut auf Deine Seele

und darauf, was Dir Sinn und Nahrung schenkt? Kennst Du Deine innere Mitte, die Quelle Deines Lebens und die Stille in Dir? Achtest Du auf Deine Energie und darauf, sie nicht in ungute Richtungen zu vergeuden, in ein 'Zuviel' zu verzetteln oder sonstwie zu verschleudern? Bist Du in Deinem Körper zu Hause und ganz 'bei Dir' angekommen? …
In einer Beziehung bedeutet das, darauf zu achten, dass Du das, was geistig, emotional und psychisch-seelisch zu Dir gehört, auch bei Dir behältst, Dich um Deine innere Balance selbst kümmerst. Es bedeutet, dass Du mit einem kleinen Abstand auf Deine Begegnungen und Beziehungen schaust, um ihnen **und** Dir gerecht zu werden. Es geht im richtigen Sinne um das 'Du-selbst-Sein' - und natürlich ein 'Du-selbst-Bleiben'.
Wenn Du der Liebe treu bist, der Liebe dienst (und das ist mehr, als Deinem Partner treu zu sein), leistest Du einen Dienst an Deiner Seele. Und Du bleibst wertvoll für Deinen Partner, weil Du wertvoll für Dich selbst bist.

Ein Beispiel: Patrizia und Tom haben eine lange gemeinsame Geschichte hinter sich. Sie begann in der Zeit, als sich Tom von seiner damaligen Frau trennte – eigentlich war er noch nicht getrennt. Die gemeinsame Wohnung, die kleine gemeinsame Tochter und nicht zuletzt die finanziellen Nachteile einer Scheidung hielten Tom auf gewisse Weise in seiner Ehe gebunden. Aber er war mit Patrizia bereits in einer Liebesbeziehung. Sie hatten eine wunderbare, romantische und erfüllende Zeit miteinander, zumindest solange, wie Patrizia nicht 'mehr' von ihm wollte. Tom liebte das Leben und er liebte Patrizia – wenn sie in sein Leben passte. Mit der Zeit aber schlich sich auch in dieser Beziehung die Gewöhnung ein. Patrizia war nicht mehr so außergewöhnlich für Tom. Vor allem, wenn sie jeden Tag für ihn erreichbar war und sich überwiegend nach seinen Vorstellungen richtete.
Als sich schließlich Patrizia's jahrelange Sehnsucht erfüllte und sie zusammenzogen, war die Krise vorprogrammiert. Ihm wurde es zu eng, seine Freiheit und Pseudo-Unabhängigkeit war gefährdet. Tom zog sich zurück, wurde abweisender, kälter und liebloser. Die Attraktivität, die Patrizia in seinen Augen gehabt hatte, nahm ab. Sie war nicht mehr die Frau, die er gewollt hatte. Für Patrizia war es beinahe ein Schock. Nun lebten Sie zusammen, und sie war maßlos verletzt und enttäuscht von seiner distanzierten Art.

Mit Hilfe ihrer Anpassungsfähigkeit hielt sie es fast ein Jahr lang aus, jedoch nicht ohne ihm zu zeigen, dass sie unzufrieden war, was ihn wiederum noch mehr in den Abstand trieb. Trotzdem hatte er Angst – wie sie auch –, die Beziehung zu verlieren. Beide waren festgefahren. Patrizia's Leidensfähigkeit und endlose Geduld waren schließlich am Ende.
Beide waren in diesen Jahren immer mal wieder bei mir aufgetaucht. Patrizia, die schon früher Seminare besucht hatte, schaffte es sogar, ihn im Laufe der Zeit zwei oder dreimal mitzubringen. Die Schritte und Erfahrungen, die sie dort machen konnten, hatte beiden immer wieder gezeigt, wie wertvoll ihnen die Beziehung war, aber auch, welche Ängste und Verhaltensweisen zu ihrer Problematik führten. Trotzdem hielten sie so lange wie möglich an ihrem alten Muster fest. Der Siedepunkt war nun langsam erreicht. Nun kam jeder für sich alleine in meine Praxis.
Tom klagte sein Leid: Er glaubte, dass er sie nicht genug lieben könnte. Jedenfalls nicht so, wie sie es verdiente. Aber er könnte nichts dagegen tun. Er zeigte sich in unserem Gespräch offener denn je und sein Blick auf sich selbst wurde ehrlicher und klar, ändern konnte er jedoch an seinen Gefühlen nichts.
Es war an der Zeit, dass Patrizia einen entscheidenden Schritt tat. Sie kam an den Punkt, dass sie – auch wenn eine Trennung für sie das Letzte war, was sie wollte – den Zustand ihrer Beziehung nicht mehr tolerieren wollte und nun allen Mut dazu brauchte, zu ihrer Entscheidung zu stehen. Sie zog wieder bei ihm aus und ging zurück in ihre eigene Wohnung. Dann begann sie, ihre Prioritäten neu zu ordnen. Sie machte ihm und sich klar, dass es ihr nicht um ein bloßes Zusammenwohnen ging, sondern dass sie eine Tiefe und Qualität in ihrer Beziehung vermisste, die sie in den Seminaren zwar gespürt hatte, aber nicht wirklich im Alltag mit ihm leben konnte. Sie hatte lange genug darauf gewartet, dass er sie wirklich wollte – wie sie ihn – und ein echtes Interesse und Engagement für ihr Zusammensein zeigte. Auch wenn darin etwas Trotz mitschwang, schaffte sie es, bei ihrer Haltung und ihrem Abstand zu bleiben (obwohl es ihr schrecklich schwer fiel). Die Beziehung 'lag auf Eis'.

Tom war nun klar, wie ernst es ihr war. Aber auch, dass er jetzt nicht mehr mit dieser Situation spielen wollte. Er widerstand der Versuchung, sie mit erneuten Versprechungen zu ködern und dann womöglich wieder zu enttäuschen. Er blieb bei seiner Haltung, dass sie dafür zu wertvoll war. Auch er hielt den Abstand, den sie nun brauchte, und weil er merkte, dass sie sich nicht wieder kleinmachte, sah er sie wieder bewusster, auf eine neue Art, mit mehr Respekt und Wertschätzung als vorher.

Zeitgleich hatte Patrizia beschlossen, dass sie eine gute Unterstützung für sich und ihr Grundgefühl als Frau brauchte. Damit die alten Wunden heilen und das neue Pflänzchen ihres Selbstbewusstseins als Frau wachsen konnte, hatte sie sich für meine damalige Jahresgruppe (fortlaufende Gruppe) angemeldet. Sie freute sich sehr darauf, obwohl sie dieses Programm eigentlich immer mit ihrem Partner hatte machen wollen. Patrizia hatte Tom bereits seit längerem von ihrem Entschluss erzählt. Wenige Wochen vor Beginn fragte sie ihn in der Annahme, dass er ohnehin nicht teilnehmen würde, ob er mitmacht – und überraschenderweise sagte er spontan zu.

Da ich mir als Leiterin über seine Motive nicht im Klaren war, wollte ich vor einer Entscheidung meinerseits zunächst ein Gespräch mit ihm führen. Es zeigte sich, dass jeder von ihnen das Seminar für sich selbst machen wollte, um sich in der eigenen Beziehungsfähigkeit weiterzuentwickeln und als Frau bzw. als Mann Neues dazuzulernen. Jeder wollte in seiner eigenen Stärke und Kompetenz wachsen – Patrizia in ihrem Selbstvertrauen, Tom in seiner Offenheit und Fähigkeit, Nähe zu erleben. Beide befanden sich in einer gesunden Form der Unabhängigkeit (quasi Singles). Sie wollten einander weiterhin die Zeit und den Raum für das jeweils 'Eigene' lassen. Einen Raum, in dem sie sich vielleicht wieder neu und tiefer begegnen würden.
Genau das geschah. Es hat mich sehr berührt, wie beide für sich reifer, verantwortungsvoller und glücklicher wurden. Aber auch glücklich darüber, dem wundervollen, strahlenden Menschen, den sie jeweils im Anderen wieder erkannten, neu zu begegnen. Es war das Zusammentreffen einer wunderschönen erwachsenen Frau mit einem mutigen und authentischen Mann, welches nicht nur die Augen der beiden, sondern auch die der anderen Teilnehmer strahlen ließ.

Sei Du selbst!

Die gleichen Fähigkeiten, sich als offene, reife Menschen zu begegnen, brauchen wir in der körperlichen Liebe. Nur erwachsene Männer und Frauen können sich wirklich füreinander öffnen. Ein schönes Bild, das uns dabei hilft, die Intimität in Beziehungen und ihre Begrenzungen zu verstehen, ist das Symbol der Ehe: zwei ineinander verschränkte Ringe, die gleich und gleich groß sind – so, wie heute postuliert wird, dass Mann und Frau gleich und natürlich (aber nicht wirklich) gleich 'groß' sind. Sicher sind beide gleich wichtig und wertvoll, aber sie werden weder in unserer Gesellschaft gleich behandelt, noch sind sie in körperlicher oder archetypischer Hinsicht gleich groß, wie wir später noch sehen werden.

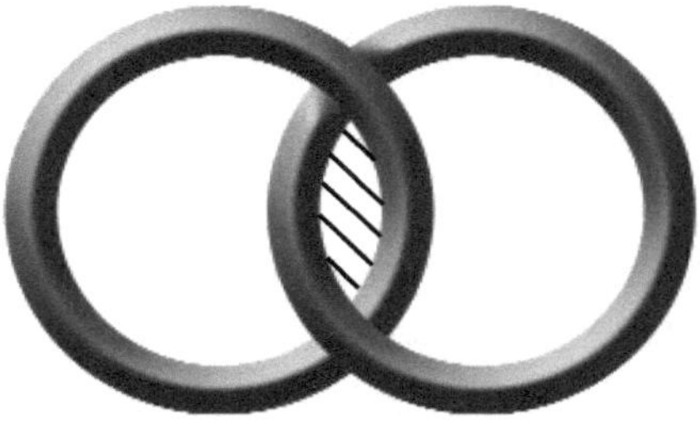

Interessant ist der sich überlappende Bereich (um bei dem Bild der Ringe zu bleiben). Man könnte sagen, das ist der kleinste gemeinsame Nenner in einer Partnerschaft, ebenso wie in der Sexualität der beiden. Er umfasst das, wozu beide 'Ja' sagen können, den Kompromiss, die Komfortzone, das, worauf sich die Partner geeinigt haben. In der Intimität wäre dies das Spektrum der Verhaltensweisen, mit denen beide einverstanden sind. Da müssen wir nichts riskieren. (Wir haben dieses Prinzip bereits im Kapitel "Mut zum Risiko" behandelt.) Wir gehen kein Risiko ein, solange wir uns in diesem Bereich aufhalten, denn er enthält alles, was wir von unserem Partner kennen und er von uns. Alles, dem wir bereits zugestimmt haben. Das schafft Vertrauen und Sicherheit. Und das hat sein Gutes.

Allerdings schränkt es uns auch gewaltig ein. Denn alle anderen Seiten, Wünsche, Träume, Fantasien, sexuelle Spielarten, Möglichkeiten und Verhaltensweisen, alle geheimen Vorlieben, grenzüberschreitende Gedanken, unangepasste Vorstellungen, unerhörte

und eventuell unerwünschte Regungen in uns und alle riskanten Impulse müssen sozusagen 'draußen' bleiben, außerhalb dieser gemeinsamen Zone. Die individuelle Sexualität geht im erotischen Abstimmungsprozess verloren. Da ich das Thema bereits beschrieben habe, es aber für essenziell wichtig halte, möchte ich an dieser Stelle einen Experten zitieren, um den brisanten Aspekt noch tiefer zu beleuchten. Der Heidelberger Sexualtherapeut Ulrich Clement (6) sagt dazu:
"Zwei Partner sind (also) zunächst sexuelle Individuen, erst in zweiter Linie sind sie Partner. [...] Jeder schützt sich vor dem Risiko, das eigene sexuelle Profil ohne Einschränkungen zu zeigen und das des Anderen ohne Verleugnung wahrzunehmen, indem die beiden Partner ängstigende Unterschiede aus der Kommunikation ausschließen. [...] (Wenn wir) ernsthaft die Veränderung unserer Sexualität ins Auge fassen, (müssen wir bereit sein), auch eine geängstigte oder verärgerte Reaktion des Partners in Kauf zu nehmen (und die) Risikozone der Beziehung betreten."

Ein Paar, mit dem ich einige Stunden zum Thema 'Intimität' verbracht habe, ist mir noch in lebendiger Erinnerung. Mike und Judith, beide junge, engagierte, offene Leute mit zwei Jungs im Alter von sieben und zehn Jahren. Judith's Suche nach Neuem und Abenteuerlichem wirft die Beziehung immer wieder aus ihren ruhigen Bahnen. Gerade hat sie wieder ein Angebot erhalten von einem Musiklehrer, bei dem sie Gitarrenunterricht nimmt. Sie soll doch eine Affäre mit ihm eingehen. Mit seiner polyamorösen Lebensweise hat er ihre Fantasien angeheizt, seine schwärmerischen Avancen und die Versprechungen hinsichtlich seiner sexuellen Expertise haben sie gelockt, und schon immer hat Judith's Neugier auf neue, bewusstseinserweiternde Erfahrungen auf ihr Recht gepocht, zumindest gehört zu werden! Mike muss sich also der Tatsache stellen. Er ist der, der die Paarcoaching-Gespräche mit mir initiiert. Mir ist dabei wichtig, dass ich es nicht als meinen Auftrag ansehe, Judith's Wünsche möglichst schnell wieder einzufrieren. Es macht aus meiner Sicht mehr Sinn, herauszufinden, was sie eigentlich will und in welchem Verhältnis das zu dem steht, wie und was die beiden bisher leben.
In der dritten Sitzung berühren wir den Bereich ihrer Sexualität. Was wollen sie? Und was leben sie eigentlich? Vorher hatten wir Themen geklärt, wie Verletzungen, Eifersucht, Unklarheiten und

Umgang mit der auslösenden Person, sodass wir uns jetzt der sexuellen Dynamik von Mike und Judith zuwenden können. Dazu male ich ihnen das Bild von den beiden Eheringen auf ein Blatt Papier. Die Idee des gemeinsamen Nenners ist schnell ersichtlich – vor allem auch das, was außerhalb des Schnittfelds liegt, nämlich alles, was sie nicht in den intimen Raum der Partnerschaft einbringen. Was sie gerne hätten, aber dem Partner nicht erzählen. In den nächsten ca. 20 Minuten schreibt nun jeder auf farbige Moderationskarten, was für ihn in dem gemeinsamen Bereich geschieht. Pro Gedanke eine Karte, alle Karten haben dieselbe Farbe. Auf weitere Karten in einer jeweils eigenen Farbe schreibt dann jeder, was er bisher 'draußen' hält, sich aber wünschen und möglicherweise vorstellen könnte (wenn alles erlaubt wäre ..., aber nichts geschehen muss).
Zu meiner Überraschung sind Mike's Gedanken zum bisherigen Gemeinsamen negativer und einschränkender als vermutet, als wäre er derjenige, der mehr Freiheit will als Judith. Sie wiederum klingt ganz positiv bezüglich dessen, was sie bisher mit ihm teilt. Ihre Wünsche und Grenzen überschreitenden sexuellen Impulse sind ihm eher bekannt, während seine neu, aufregender und abenteuerlicher sind, als sie es gedacht hatte. Für beide wird es zu einer spannenden Auseinandersetzung um das, was sie gemeinsam in ihrer Beziehung leben wollen.
Die Situation hat sich gewandelt: Auf einmal blitzen ihre Augen wieder, wenn sie sich anschauen. Sie spüren, dass beide etwas Neues wollen und jeder bereit ist, einen Schritt (oder sogar mehr) dafür zu tun. Vor allem geht es hier um die Offenheit und den Mut, über ihre Wünsche direkt und ehrlich miteinander zu sprechen. Dieser Schritt hat sich bereits jetzt gelohnt!

"Mein Herz.
Ich hab noch nie einem Mann so viel von meinen Träumen, Gedanken und Wünschen anvertraut. Dir zu sagen, was mich in meinen Gedanken und Fantasien antörnt, gehört zu den intimsten und mutigsten Schritten, die ich je gemacht habe. Und am schönsten ist das, was Du daraus machst! Du bist so mutig und unbefangen. Und weißt Du, es fühlt sich einfach niemals peinlich mit Dir an. Selbst wenn ich es im ersten Moment ein wenig peinlich finde, nimmst Du mir dieses Gefühl sofort. Und nun lasse ich mich nicht mehr von irgendwelchen Hemmungen abhalten. Im Gegenteil, ich will noch viel mehr mit Dir (er-) leben."

"Hallo, mein mutiges Mädchen.
Danke für das Vertrauen, das Du mir immer wieder mit Deinem Mut, Dich mir zu offenbaren, schenkst!
Ja, Liebe, ich denke, Du weißt, dass ich der Überzeugung bin, dass Sexualität schon lange vor dem 'Ausziehen' beginnt.
Ich denke, es ist schon Sex, wenn wir in unseren Fantasien dahin unterwegs sind. Und schon alleine eine solche Fantasie zu denken, macht in uns ganz schnell Lust auf mehr. Ja, und ich glaube, sobald wir eine solche Fantasie mehr als zweimal gedacht haben, kennen wir sogar schon wieder einen neuen (sexuellen) Wunsch.
Welch unerschöpflicher Schatz immer wieder neuer, wundervoller Möglichkeiten für unsere Beziehung schlummert da in uns! Jede einzelne Fantasie und ganz besonders die Wünsche, die wir uns daraus gebastelt haben, trägt nämlich so viel sexuelle Energie in sich, dass die körperliche Liebe für uns beide daraus immer wieder neu erlebt werden und darum unendlich spannend bleiben kann.
Wir müssen nur damit beginnen, uns davon zu erzählen!"

"Hi, mein Großer.
Ja, das ist der Schlüssel: Wie viel zeige ich meinem Partner davon?
Ich denke, dass viele Menschen nicht recht wissen, wie sie mit sexuellen Fantasien umgehen sollen. Und dann nur insgeheim davon träumen ...
Manche dieser Träume und Fantasien sind sicherlich nicht dafür geeignet, dass Menschen sie wirklich ausleben wollen oder sollen. Sie gehören ins Reich der lustbringenden Vorstellungen. Und sollen dort auch bleiben.
Aber sie bergen so viel Intimes, Lustvolles, Geheimes in sich, dass es ein

Paar schon dadurch weiterbringt – und näher zusammen –, wenn sie sich darüber austauschen. Auch spannend, wenn ich meinen Partner erst mal gar nicht verstehen kann, warum er oder sie von etwas träumt, was mir so fremd ist, und dann versuche, es im Gespräch wirklich zu verstehen. Vielleicht sind Männer und Frauen auch da etwas verschieden. Manchmal scheinen mir Männer doch ein bisschen einfacher gestrickt. Auch in ihren Fantasien. Es braucht scheinbar nicht viel Komplexes ...
Und dann hab ich noch ein kleines Stichwort: Männer lieben durch die Augen, Frauen lieben durch die Ohren ... "

"Meine Geliebte.
Nun, ich denke, die Lust ist für uns Männer wohl das Einfachste der Welt! Wir sehen eine Frau, die uns gefällt, und schon ist sie da, die Lust auf sie. Ich habe lange Zeit gedacht, dass es selbstverständlich bei den Frauen auch so sei. Aber auch Männer können sich scheinbar mal irren! Heute glaube ich eher, dass da was aufgeteilt ist. Nämlich, dass wir Männer die Lust in uns tragen und die Frauen die (Qual der) Wahl.
Das bedeutet, dass es niemals der Mann sein kann, der letztlich entscheidet, ob 'etwas läuft', sondern immer die Frau! Aber da gibt es noch die Lust, und die ist in ihm, also kann er etwas damit bewirken! Nämlich, wenn er es schafft, Lust in sie zu bringen, Lust in ihr zu machen! Ja, Liebe, und genau deshalb ist es einfach ein Segen für mich, wenn wir über Fantasien sprechen können!
Wie sagtest Du zu mir: 'Der Mann liebt durch die Augen und die Frau liebt durch die Ohren.'
Ich weiß, was du meinst: Bei den Männern kommt die Lust auf Liebe meistens durch die Augen und bei den Frauen ganz leicht durch die Ohren!
Uns Männer erregt (im Sinne von: wach für die Liebe werden) schon das bloße Sehen. Die Frau muss aber (immer wieder neu) erst noch die Wahl treffen – dazu müsste sie aber zumindest erst mal von ihm hören, dass er wirklich sie meint, wirklich für sie und wegen ihr da ist. Oder anders ausgedrückt: Er sieht sie und Lust ist da. Doch in ihr wohnt die Qual der Wahl! Also muss er damit beginnen, immer mehr und mehr von dieser Lust in sie hineinzubringen!
Ich glaube, das bedeutet in seiner (ja von uns Menschen vielleicht noch unverstandenen) tieferen Wahrheit, dass er einfach nur damit beginnen will, ihr zu zeigen, wie die Liebe für sie beide lebendig werden kann!
Ich bin tief davon überzeugt, dass Liebe alles in seine ursprüngliche Einheit verbindet. Die Dinge der Welt mit uns Menschen genauso wie unter

den Menschen die Frau und den Mann. Aber es ist die Lust aufeinander, die uns diese Liebe lebendig erleben lässt.
Ja, Liebe, und genau darum meine ich, dass wir Menschen ganz besonders als Paar dafür alles nützen sollten, was uns Lust aufeinander bringen kann.
Und eines ist wohl unbestritten, unsere Wünsche und Fantasien sind aus purer Lust gemacht. Und wie gesagt, ich glaube, Lust ist lebendige Liebe!
Jetzt war ich wohl wieder mal 'sehr genau'? Sorry, aber Du weißt ja, frag ihn lieber nicht, sonst kann er erst wieder aufhören, wenn er die Welt neu erklären durfte ...
Bin halt so ...
Aber ich liebe Dich."

"Na, mein großer Denker.
Ich glaube, statt 'sehr genau' müsstest du sagen 'seeehr tiefschürfend'. (Was ich ja auch an dir liebe ..., vor allem, da es ja nicht nur die tolle Theorie, sondern ganz besonders schön: die Praxis mit Dir gibt!) Ich meine das mit den Ohren bei den Frauen eigentlich ganz einfach: Wir Frauen lieben es auch sehr, wenn ihr uns etwas ins Ohr flüstert ..."

Fantasien erweitern die Komfortzone!

Zu sich zu stehen, sich dem Partner zuzumuten, sein Innerstes zu zeigen und zu öffnen, mehr Tiefe, mehr Lust, mehr Leidenschaft zu wollen und zu wagen - das ist es, was eine sexuelle Beziehung am Leben erhält. Wenn wir uns nicht aus unserer 'Komfortzone' herauswagen, können wir fast sicher sein, dass die Sexualität früher oder später langweilig wird. Der Experte Ulrich Clement sagt dazu: "Erotische Entwicklung hat einen Preis. Sie ist nicht ohne Risiko zu haben. Die Hoffnung, den Komfort einer berechenbaren erotischen Beziehung zu halten und in ihrem Rahmen angstfreie, vergnügte erotische Fortschritte zu machen, ist verständlich, aber nicht realistisch. Entwicklung in Beziehungen heißt, Neues einzuführen. Das Neue kann Angst machen. Aber es kann sich lohnen."

Tatsächlich hilft vielen Menschen gerade an diesem Punkt das Format eines Workshops oder Seminars, um die ersten 'Entwicklungsschritte' in einem inspirierenden sowie respektvollen Kontext - beispielsweise gemeinsam mit anderen Paaren - zu machen. Es ist ermutigend und erleichternd, auch Andere zu diesem Thema zu hören. (In meinen Seminaren bleibt allerdings der intime Raum des Paares stets gewahrt.)

Dieselbe 'Karten-Übung' habe ich einmal mit einer Gruppe von Paaren gemacht - an einem Sommerabend auf Mallorca, die Männer und Frauen haben alle schon länger mit mir gearbeitet. Als sie sich dieser Aufgabe widmen, wird das eben beschriebene Phänomen erstaunlicherweise noch offensichtlicher: Männer wie Frauen - alle sind hellwach und lebendig, blicken sich mit interessierten Augen an. Es wird viel gelächelt, keck geschaut und öfter gelacht. Sie haben so einiges zu erzählen: Wünsche und Träume, was sie lebendig, neugierig, lustvoll macht im Bett, was elektrisierend, spannend und hocherotisch ist, aber auch, was sie am meisten erreicht und tiefer im 'Liebemachen' öffnet. Soweit sie es wollen, berichten sie auch den Anderen davon in dieser sehr vertrauten Gruppe. Das Spannendste aber daran ist, dass die allermeisten Informationen für ihre Beziehungspartner neu sind ...

Die Beispiele, von denen sie uns berichten, zeigen die Bandbreite ihrer sexuellen Wünsche. Dies sind nur einige davon:

"Sich tief in die Augen schauen." (sie)
"Viel lauter werden beim Sex" (er)
"Sich dabei die Sonne auf den Po scheinen lassen." (sie)
"Ganz langsam und lange zusammen sein." (er)
"Ein kurzer, leidenschaftlicher Quickie." (sie)
"Mit einer anderen Frau zusammen die eigene Partnerin verwöhnen." (er)
"Sich die Augen verbinden lassen und nur spüren" (sie)
"Jeden Morgen 'stilles Liebemachen' für zehn Minuten" (er und sie)
"Einen ganzen Abend lang spielen, man hätte sich erst neu kennen gelernt" (sie)
"Analsex mit ganz viel Liebe und Hingabe." (er und sie)
"Sie festbinden, streicheln und zappeln lassen, bis sie unbedingt mehr will" (er)
"Liebesgeflüster im Ohr" (sie)
"Liebe machen draußen in der Natur, vor dem Kamin, auf dem Balkon..." (sie und er)

Ulrich Clement meint weiter dazu: "Erotische Entwicklungen verlaufen asymmetrisch. Einer fängt an. Einer erträgt die Unzufriedenheit weniger als der Andere. Einer geht fremd. Einer führt ein neues Beziehungselement ein. Einer stellt die Beziehung infrage. Und für den Anderen wird es ernst, weil der Preis der Nichtveränderung zu groß wird." Was manchmal als Drama in der Partnerschaft beginnt, kann der Katalysator für die neue Entwicklung und sogar die Rettung der Beziehung sein. Es macht daher durchaus Sinn, frühzeitig mit dem Engagement für Wachstum und Entwicklung in der Beziehung zu beginnen.
"Beziehungen werden von selbst schlechter.", zitiert Clement den Paartherapeuten Hans Jellouscheck. (7) Dabei sind etwa gleich viele Männer und Frauen unzufrieden mit der Qualität ihrer sexuellen Beziehung. Es sind zwar noch überwiegend die Frauen, die an intimen Beziehungsthemen mit professioneller Unterstützung arbeiten wollen, aber die Männer holen auf. Sonst so typische Kommentare, wie "Wenn's soweit ist, dass wir zu einem Psychologen gehen müssen, weil wir's selber nicht mehr hinkriegen, hat's eh keinen Sinn mehr", höre ich immer seltener. Vielleicht sind wir alle ein Stück offener und neugieriger geworden?

Offenheit macht schön!

Das Wagnis, dem eigenen Partner Neues zu offenbaren, macht uns offensichtlich nicht nur ganz wach, sondern auch höchst attraktiv füreinander. Ich habe diese Wirkung oft beobachtet. Sich echt und wirklich zu zeigen, macht Menschen ziemlich unwiderstehlich. Vor allem, wenn sie ohne 'Hintergedanken' einfach zu sich selbst stehen und dabei von ihrem Inneren, von ihrer Wahrheit, von ihren eigentlichen Wünschen und von ihrem Herzen sprechen. Warum das so ist, wird deutlich, wenn wir uns die 'normale' gegenläufige Tendenz in Beziehungen anschauen.

Wir neigen dazu, ein negatives Bild von unserem Partner aufzubauen, und das, obwohl (oder weil?) wir ihn zuerst mit dieser 'rosaroten Brille' gesehen haben. Es sind schlichtweg unsere Ressentiments und Unterstellungen, die unser Bild prägen, die Dinge, die wir an unserem Partner nicht mögen. Das machen Frauen zum Beispiel, wenn sie mit ihrem Partner unzufrieden sind. Ein Partner - egal, ob Mann oder Frau -, der sich mutig und neu offenbart und dabei zu sich selbst steht, zerstört dieses negative Bild und gewinnt wieder Respekt. Die Authentizität, mit der er oder sie sich zeigt, macht den Partner stark und frei und in gewisser Weise unabhängig - und wir verlieben uns neu ...

Als Paar haben wir die Chance, mit einem bestimmten Menschen sehr intim zu sein, diesen Mann/diese Frau ziemlich nahe an uns heranzulassen und so, wie wir sind, erkannt und geliebt zu werden. Die Voraussetzung dafür ist Freiheit (ich selbst zu sein) und Offenheit (mich Dir zu öffnen und zu zeigen). Und wenn Liebe ins Spiel kommt, sind wir motiviert, eine bewusste und engagierte Beziehung zu pflegen, weil uns der Andere so wertvoll geworden ist. Auch unsere sexuelle Beziehung braucht diese Qualitäten. Sie ist dann wie ein Spielraum, in dem alles (gesagt) sein darf, aber nichts geschehen oder getan werden muss. Dieser Raum entsteht zum einen, wie wir gesehen haben, durch die innere Bereitschaft, sich zu zeigen. Zum anderen, und das wissen die wenigsten, entsteht er durch unsere Absicht und unsere Ausrichtung darauf, was wir **bewirken** wollen. Wir haben ein Ziel, von dem wir wissen, dass es uns beiden und unserer Liebe guttut. Und das verfolgen wir bewusst.

Entscheidung und Engagement

"Wer nur das tut, was er immer schon getan hat, kriegt nur das, was er immer schon gekriegt hat." Das sagt Tony, Ermittler und Frauenheld in der Fernsehserie Navy CIS, als er sich zum ersten Mal ernsthaft in eine Frau verliebt und **nicht** (wie gewöhnlich) gleich mit ihr ins Bett geht. Es kommt also darauf an, was ich will. Wenig oder Viel? Oberflächlichkeit oder Tiefe? Wachstum oder Stagnation? Es liegt in meiner Hand, denn ich bin genauso wie mein Partner verantwortlich für das 'Wir'. Hier kommt meine Absicht ins Spiel. Das, was ich **will**, beeinflusst mein Beziehungs- und Sexleben mehr als das, was ich **kann** oder **nicht kann**, und bestimmt mehr als das, was ich **soll** oder **nicht darf**. Ich denke, die meisten tun letztlich schon das, was sie wollen. Und müssen es auch tun, denn es ist ihr Leben, ein anderes haben sie nun mal nicht. Trotzdem fehlt ihnen oft die Klarheit zu wissen, was sie wirklich wollen, und die Entscheidung, sich dann auch dafür zu engagieren.

In Bezug auf Sex lohnt sich Klarheit bezüglich der eigenen und der gemeinsamen **Absicht** besonders. Begriffe, wie 'Absichtslos-Sein', werden gerne für eine schöne, entspannte, sinnliche sexuelle Begegnung verwendet. Auch in Tantragruppen geht es anscheinend darum, dem Fluss des Geschehens, den momentanen Gefühlen und Impulsen zu folgen. Jedenfalls kenne ich viele Leute, die mir das erzählen - und ich vermute manchmal, sie haben 'Tantra' nicht wirklich verstanden. Manche Männer haben durchaus verstanden, dass ihre sexuellen Absichten bisweilen fehl am Platz sind oder die Frau unter Druck setzen, und verwenden das Wort 'absichtslos' richtigerweise in diesem Sinne. Andere benutzen den Begriff mit einer Haltung, die ich eher verantwortungslos nennen würde, weil sie ihre 'eigentlichen' Absichten dahinter verstecken. Wenn wir ehrlich sind, haben wir immer eine Absicht. Es kommt nur darauf an, **welche** es ist!
In einer bewussten Paarbeziehung entscheiden wir uns - immer wieder neu - für das, was wir miteinander leben wollen. Wir geben uns eine gemeinsame Absicht. Unsere Liebe hat ein gemeinsames Ziel, und dieses braucht unseren Einsatz. Besonders die sexuelle Beziehung lebt davon, dass wir uns dafür entscheiden und engagieren, ein erotisches 'Feld' miteinander zu haben.

Wenn wir nichts dafür tun, wird es nicht entstehen. Für unsere erotische Entwicklung brauchen wir also aktive Entscheidungen. "Von nichts kommt nichts. Ohne Investition kein Ergebnis", sagt Clement dazu. "Zeit und Aufmerksamkeit sind die wichtigsten Investitionen". Das Ziel - eine lebendige Partnerschaft mit einer erfüllenden, aufregenden Sexualität - lohnt sich. Unser Einsatz ist unser Engagement für die Liebe. Die Möglichkeiten sind vielfältiger, als wir denken.

Und die Mitspieler müssen dafür zu haben sein. In meiner Ehe galt daher zwischen uns die Spielregel, grundsätzlich "Ja" zu sagen zum 'Liebemachen'. Das hieß nicht, dass ich immer **jetzt** zustimmte, sondern dass ich **grundsätzlich** zustimmte. Wenn wir diesen Vorschlag übertragen auf uns alle, bedeutet das mit anderen Worten, dass der Partner sich für unsere sexuelle Beziehung engagiert (und ein "Nein" riskiert), wenn er gerade das Angebot macht. Ein "Nein" ist immer okay. Aber die Basis ist ein grundsätzliches "Ja".

20. Intimität entsteht im Zusammenspiel

"Bis vor kurzem habe ich in meiner Ehe gedacht: Wieso soll ich etwas erobern, was ich schon erobert habe? Das war mein großer Fehler."
(Oliver)

"Wenn der Mann mehr Lust auf Sex hat, dann sollte die Frau ihm sagen: 'Super, dann tu was dafür, lass dir was einfallen, dass ich auch Lust kriege!'"
(Charly)

Verantwortung für mich und uns

Zunächst möchte ich ein Bild aufgreifen, das wir im letzten Kapitel gesehen haben und welches ich nun durch ein anderes ersetzen will. Es ist das Bild der beiden Eheringe. Dieses Bild eignet sich, um den kleinsten gemeinsamen Nenner zu verdeutlichen, auf den sich ein Paar z. B. in Bezug auf ihre Sexualität, aber auch in vielen anderen Bereichen ihres (Zusammen-) Lebens geeinigt hat. Wir haben es bereits angesprochen. Es ist die Komfortzone, ein Phänomen, das auch David Schnarch beschrieben hat. Wir richten uns in einer emotional stabilen Beziehung ein und haben Angst - gerade weil uns unser Partner wichtig ist –, uns wirklich zu zeigen und zu offenbaren.
Trotzdem beschreibt dieses Symbol der Eheringe - und natürlich die übereingekommene Bedeutung, die es in unserer Gesellschaft hat - starke positive Werte. Es ist ein Versprechen, das, auch wenn wir uns heute wieder eine Scheidung erlauben dürfen, unsere Bereitschaft zu Verbindlichkeit, Loyalität, Vertrauen, Engagement, Zuverlässigkeit, Durchhaltevermögen und die Ernsthaftigkeit unseres Zusammenseins ausdrückt. Es schenkt einem geliebten Menschen Sicherheit, Wertschätzung und das Gefühl, im Zentrum der Liebe des Partners zu stehen. Es ist Ausdruck einer Entscheidung. Dass diese Entscheidung allein noch nicht reicht, um aus unreifen, emotional abhängigen, unsicheren, ängstlichen und liebeshungrigen Kindern (die wir alle auch sind) reife, liebesfähige, entspannte Männer und Frauen zu machen, sagen uns die Scheidungsraten. Ebenso, wie es nicht genügt hat, dass unsere Körper

einfach nur gewachsen sind und wir einfach nur älter wurden. Das Leben braucht auch unsere psychische Weiterentwicklung. Wir können uns zwar scheinbar weigern und beispielsweise lieber eingefleischte Singles bleiben, aber das Leben scheint die Sehnsucht nach Liebe in uns einprogrammiert zu haben. Es schubst uns damit in ein unablässiges und gnadenlos forderndes Entwicklungsfeld, denn Beziehungen und gerade die Herausforderungen in intensiven Liebesbeziehungen gehören zu den besten Gelegenheiten und stärksten Motoren für unser inneres Wachstum überhaupt.

Das ist einer der wesentlichen Grundgedanken von David Schnarch. Und er hat recht damit. "Die Schwierigkeiten, die mit Liebesbeziehungen verbunden sind, haben uns ermöglicht, einen widerstandsfähigen und unbezwingbaren Lebenswillen zu entwickeln. Dies hat unsere Spezies gestärkt. Und nun eröffnet uns ebendies die Chance, uns ebenfalls weiterzuentwickeln." Und er wiederholt noch einmal: "Aufgrund der Probleme, die zu bewältigen wir gezwungen waren, sind wir ungeheuer anpassungsfähige und widerstandsfähige Lebewesen geworden. Nachdem wir ein Gehirn entwickelt hatten, das zur Autonomie in der Lage ist und das eine eigene Identität und außerdem eine Bindung entwickeln kann, treiben Liebesbeziehungen die menschliche Entwicklung in immer stärkerem Maße voran. [...] Liebesbeziehungen haben Teil am Prozess der natürlichen Auslese und der Evolution im Sinne Darwins. Sie ermöglichten unseren Vorfahren, ein Gehirn zu entwickeln, das zu Mitgefühl, Großzügigkeit und gegenseitiger Anteilnahme (aber auch zur Grausamkeit) fähig ist. Die können Sie in Ihrer Beziehung erleben. [...] Unsere beiden grundlegenden Antriebe, der Wunsch nach **Autonomie** und nach **Verbundenheit**, prägen unser sexuelles Verhalten. Wir möchten das Gefühl haben, uns selbst zu gehören, und wir möchten eine tiefe Verbindung zu unserem Partner spüren. Kennzeichnend für ein starkes und gleichzeitig flexibles Selbst ist, dass wir zu beidem in der Lage sind."

Es gibt also Wachstum (freiwillig oder erzwungenermaßen) in unserer Spezies und in unserer kleinen privaten Partnerschaft. Die Frage ist, wo wollen wir hin? Was gefällt uns besser? Um an dieser Stelle weiterzukommen, möchte ich das Bild der Eheringe ein wenig verändern: Stell' Dir einen gemeinsamen großen Kreis vor, der für die Liebe steht oder die gemeinsame Absicht oder einfach das 'Wir', Deine Beziehung, für die Ihr sorgen wollt. Darin - frei beweglich - malst Du zwei Kreise. Sie können sich berühren, sie können sich überschneiden, sie dürfen und können sich voneinander wegbewegen. Sie sind in Verbindung durch das Größere und doch unabhängig voneinander. Sie sorgen für sich selbst und für das Ganze (im übertragenen Sinn also damit auch für den Partner).

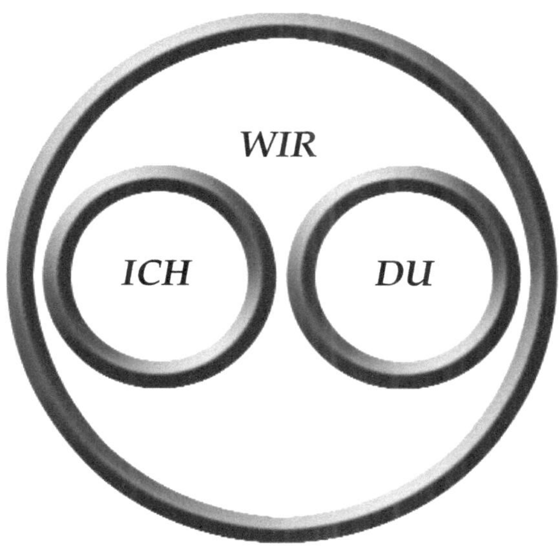

Es gibt das 'Ich', das 'Du' und das 'Wir'. Jeder ist ein 'Ich', bzw. 'Du' (für den anderen) und übernimmt Verantwortung für sich und für das Ganze ('Wir')!
Ich glaube, wir übernehmen mehr Verantwortung, wenn wir frei sind. Ich meine damit nicht, unverbindlich frei zu sein. Ich meine eher, innerlich frei zu sein - als ein bewusstes, eigenständiges und selbstverantwortliches Wesen. Diese innere Freiheit darf sich auch gern in den Kontext einer Ehe begeben. Und sollte wiederum ein qualitativer Bestandteil einer Ehe sein. Denn für eine gesunde Partnerschaft brauchen wir Verbindlichkeit und Durchhaltevermögen ebenso wie Freiheit, Selbstwert und das verantwortliche Handeln von zwei lebendigen und beweglichen und veränderungsbereiten Erwachsenen.

Das freie ICH und das glückliche WIR

Aber wie verändern wir unsere 'Kreise'? Wir lernen es gemeinsam. Wenn diese zwei Kreise miteinander spielen wollen, brauchen sie etwas, das Clinton Callahan den 'Flüssigzustand' nennt. Wenn wir in einem solch flüssigen Zustand der Veränderung sind, sind wir bereit, uns mit uns selbst auseinanderzusetzen, unsere Gefühle auszuhalten, zu unseren tieferen Absichten (andere nennen es Werte oder Bedürfnisse) zu stehen und unserem Partner zu erlauben, auf uns einzuwirken. Wir müssen nicht bereits reif, entwickelt und perfekt sein. Es sorgen schon unsere Beziehungen dafür, dass wir uns entwickeln – wenn wir es wollen.
Ob Du Veränderung und Entwicklung wirklich zulassen möchtest und wirst, scheint an ein Stück Bewusstwerdung Deiner selbst gekoppelt zu sein. Was motiviert Dich oder Euch, aus einer 'Kindergarten-Beziehung' in eine verantwortungsvolle Partnerschaft hineinzuwachsen? Ihr ahnt vielleicht, dass der 'Kindergarten' ein Teil von Euch ist und immer da sein wird. Aber Ihr habt bestimmt auch genug von frustrierender Starre und emotionalem Verhungern. Ihr wisst einfach, dass es etwas Besseres gibt. Ihr seid langsam reif dafür.
An diesem Punkt befinden sich die meisten Paare, wenn sie sich für ein Seminar oder Paarcoaching entscheiden. Sie wollen nicht für ihre 'Fehler' kritisiert werden, sondern suchen Impulse für einen neuen Weg, der für das 'Ich' und das 'Wir' funktioniert.

Walter und Conny sind so ein Paar. Als ich sie das erste Mal in meiner Praxis sehe, haben beide schon eine lange Leidensgeschichte hinter sich. Walter ist der Mann, der sich bitterlich beklagt, sexuell zu verhungern. Er ist der geduldigste aller Partner, er respektiert die bereits jahrelange Unfähigkeit seiner wunderschönen Frau, ihn in ihren Körper hineinzulassen. Nun weiß er nicht mehr, was er noch tun kann. Conny geht es nicht besser. Sie hat tatsächlich seit über vier Jahren fast ständig Schmerzen beim Geschlechtsverkehr, sobald der Penis in ihr ist. Eine wunde Stelle in ihrer Vagina will und will einfach nicht heilen. Sie hat schon sämtliche Therapien ausprobiert, konventionelle und alternative. Ihre Schuldgefühle darüber und Willensbezeugungen ("Ich tu' doch bereits alles dafür, dass diese Wunde heilen kann!") lassen ihr schlechtes Selbstwertgefühl sehr deutlich werden.

Beide haben sich darauf 'geeinigt', dass **sie** die Ursache des Problems ist. Sie haben miteinander auch schon viel darüber reflektiert und gesprochen. Walter hat zudem in seiner Männergruppe daran gearbeitet. Beide haben alle ihnen zur Verfügung stehenden Mittel (Therapien und Seminare) genutzt, um das Problem aufzulösen. Geholfen hatte bisher nichts. Man spürt sehr viel emotionale Verzweiflung bei Walter, der immer wieder seinen Frust, Schmerz und angestauten Druck in einer überdeutlichen, tränenreichen (Körper-) Sprache ausdrückt. Das hat natürlich eine Wirkung auf Conny. In ihrer Reaktion wird ihre ganze Angst und Verzweiflung sowie ihr Gefühl, unter Druck zu stehen, sichtbar. Sie redet angespannt und schnell, schaut ihn immer wieder beschwichtigend an, sucht Erklärungen und führt Gründe zu ihrer 'Verteidigung' auf. Damit versucht sie einerseits, ihre eigene Anspannung abzubauen, und andererseits, seine Ladung zu dämpfen. Beides gelingt ihr allerdings nicht, sondern es schaukelt beider Hilflosigkeit nur eine Weile weiter hoch. Wenn Conny schließlich auch in Tränen ausbricht, bewegt das Walter wieder dazu, mit sanfterer Stimme seine Frau zu trösten. Sie trösten und beschwichtigen sich dann gegenseitig und versprechen sich, weiter an dem Problem zu 'arbeiten'.

Ich schlage ihnen die Jahresgruppe vor, da ich sehe, dass die beiden den 'Schlüssel', der ihr Thema 'aufschließen' und 'umdrehen' könnte, nur mit Geduld und einer behutsamen Hinleitung zu einem tieferen Verständnis für das, was da passiert und was wirklich gebraucht wird, finden werden. Es geht hier weniger um (Connys) Heilung als um den Mut, eine authentische Frau mit einem tiefen Wunsch nach Liebe zu sein. Es geht weniger um (Walters) Bedürfnisse, sondern um einen Entwicklungsprozess hin zu einer tieferen Liebesfähigkeit. Für beide gilt, dass sie aus ihren Reaktionen aufeinander aussteigen müssen. Dabei wird es helfen, alte emotionale Verstrickungen und Verhaltensmuster leichter hinter sich zu lassen, weil ein neues Ziel, eine wahrere Aufgabe für sie wichtiger werden.
Was ich vor allem in ihm sehe, ist ein Mann, der die Frau seines Herzens lieben will, aber noch zu sehr verstrickt ist im Kampf gegen die (dominanten) Frauen, die sein Leben scheinbar bestimm(t)en. Walter ist in einem Frauenhaushalt aufgewachsen und hatte sich zeitlebens bemüht, der 'brave Junge' zu sein.

Nach vielen Jahren Selbsterfahrung und Männergruppen fühlt er sich endlich besser, stärker, freier als Mann. Er will jetzt sein Mann-Sein und seine Sexualität leben, aber trotzdem und obwohl er seine Partnerin liebt, gelingt ihm genau das nicht: der kraft- und lustvolle Mann auch dem weiblichen Wesen gegenüber zu sein. Er fühlt sich sicher in seiner Männerrunde und gut auf seinem persönlichen Weg, aber in seiner Beziehung zu Frauen fehlt noch ein entscheidender Schritt. Er ist auf eine subtile Art noch im Kampf gegen das Weibliche gefangen, er hat noch eine 'Rechnung offen'. Frauen haben ihn manipuliert und seine Bedürfnisse nicht erfüllt. Er kann ihnen nicht trauen und sich ihnen nicht öffnen. Er muss sich noch immer behaupten, sich schützen und sich durchsetzen, damit sie ihn nicht bestimmen. Er ist also 'auf der Hut', und gleichzeitig **braucht** er die Bestätigung und Anerkennung (in Form von körperlicher Liebe) durch seine Frau. Er will lieben, aber solange seine Liebe in all diesen Emotionen gebunden ist, gleicht sie eher einem Deal, einer Forderung: "Gib mir die Bestätigung, ein richtiger Mann zu sein!"
Irgendwie scheint es, als würde er seinen Kampf in ihre Vagina hineintragen. Conny wiederum kämpft mit all ihren widersprüchlichen Emotionen. Sie will und liebt ihn und spürt doch - so mein Eindruck - unterschwellig die Angst vor seiner Wut auf Frauen. Gleichzeitig hat sie große Angst, ihn zu verlieren, wenn sie ihn weiterhin nicht in sich hineinlassen kann. Sie will es 'richtig' machen, sich aber auch nicht dominieren lassen - wie es ihre emotionalen Befürchtungen heraufbeschwören. Dann aber ist sie auch wieder schuld an dem ganzen Schlamassel. Woher kommt das Problem? Steckt vielleicht doch irgendeine Art von Missbrauchserfahrung dahinter? Der Gedanke macht sie noch schwächer und angespannter, als sie sich ohnehin schon fühlt. In ihrer Anspannung und Selbstverteidigung ist sie härter geworden, als sie es je hat sein wollen. Sie fühlt sich inzwischen kaum mehr als die schöne Frau, die sie eigentlich ist.

Der Sommer auf Mallorca ist sehr wichtig für beide. Das Seminargeschehen, die Erlebnisse und Gespräche und die gemeinsame Zeit als Paar lassen das Thema in ihnen reifen. Ein kleiner Anlass - ein Gespräch zwischen ihm und mir - bringt schließlich den Durchbruch für Walter. Er realisiert, dass sein Kampf gegen die Frauen ihn von der Liebe zu ihr (der Frau seines Herzens) trennt

und dass ihn sein Argwohn und die Angst vor Manipulation kleinhält – und fern von dem, was sein Herz leben will. Er sieht, dass seine Liebe gebraucht wird, damit die Frau, die er wirklich will, weich werden, sich entspannen und sich hingeben kann. Er versteht, wie sehr sie sich danach sehnt, von ihm geliebt zu werden. Ihm wird klar, dass er einen Raum dafür schaffen will, der all das bewirken kann: sanftes Öffnen, Vertrauen, Aufblühen und Lust! Jetzt will er sie erreichen. Was immer er kann, will er ihr geben, ohne Druck und Forderung, und dieser Wunsch kommt tief aus seinem eigenen Inneren. Sein emotionaler Druck hat sich in Luft aufgelöst, die Härte ist 'flüssig' geworden.
Es ist beinahe sichtbar.
Und auch Conny merkt die Veränderung sofort. Sie zeigt sich bereits an demselben Abend, als Walter im Zimmer auf Conny warten muss. Sie hat sich durch ein Gespräch mit einer anderen Teilnehmerin verspätet und trifft zu ihrer Überraschung auf einen völlig entspannt lächelnden Mann, der sie nicht mit der üblichen Frustration, sondern mit Freude begrüßt. In vielen weiteren Situationen zeigt sich, dass sich etwas Grundsätzliches gewandelt hat, und vor allem hat dies eine bestärkende Wirkung auf beide! Conny fühlt sich auf einmal gesehen, sanft und spielerisch umworben und eingeladen. Sie fühlt sich in ihrem Frau-Sein auf eine Art bestätigt, die richtig war, (wie sie für sich selbst mehr und mehr erkannt hat). Denn diese Art, gesehen zu werden, entspricht ihrer eigenen tiefen Wahrheit.
Walter genießt es, wie seine Frau aufblüht und sich ihm zuwendet. Ganz offensichtlich reagiert sie auch körperlich auf seine Liebe – so beginnt sie, die Intimität langsam wieder zu genießen und empfindet es zunehmend lustvoll und angenehm, wenn er in ihr ist. Das bestärkte ihn wieder in seinem guten Gefühl, dass seine männliche Energie ankommt.

Es scheint, als könnten beide nun endlich tun, was sie schon immer miteinander tun wollten. Ihre Liebe füreinander findet einen Ausdruck – seelisch und körperlich. Ein neues, dauerhaftes und stabiles Grundgefühl ist entstanden, und beide fühlen sich immens dankbar dafür. In erster Linie wohl dankbar, weil sie die Quelle dafür in sich selbst entdeckt haben, und andererseits, weil sich der jeweils Andere so engagiert dafür einsetzt, dass diese Quelle dem Partner zugutekommt.

"Hallo, mein geliebtes Mädchen.
Danke für Deine Mail und das Vertrauen, das Du mir immer wieder zeigst. Es ist schön für mich, eine Frau zu erleben, die zu sich und zu der Sehnsucht ihrer inneren Frau steht und sie auch erleben möchte. Also, such' wo immer Du meinst danach, was die Frau in Dir weckt. Für mich gibt es nichts Schöneres, als Dir anbieten zu dürfen, es mit mir zusammen irgendwann immer mehr werden zu lassen.
Was mich traurig macht, ist der Mann, der Dir erzählt, dass seine Frau keine Lust mehr auf ihn hat. Ich glaube, ich könnte damit nicht einfach zurechtkommen. Schon eine Weile denke ich darüber nach, was ich machen würde, wenn ich erkennen müsste, dass die Frau, die ich liebe, keine Lust auf mich als Mann hat. Ich glaube, eines würde ich ganz sicher nicht, nämlich schweigen und leiden.
Ich glaube, ich würde den richtigen Moment finden und ihr sagen, dass ich sie als Mensch für alles, was sie als Mensch für mich ist, macht und mir gibt, liebe. Aber ich bin in der Tiefe dieses Mensch-seins auch Mann, und dieser Mann in mir sieht diese wundervolle Frau in ihr und spürt dann, wie sehr er sie liebt und wie sehr er sie einfach auch ganz haben will!
Ich würde ihr sagen, dass sie ganz sicher nichts dafür kann, wenn sie nur wenig oder vielleicht sogar keine Lust mehr in sich für mich findet ... Und ich würde ihr sagen, dass sie dies auch gar nicht muss ..., dass es den Mann in mir sogar entwürdigen würde, wenn sie, ohne Lust darauf zu haben, mit mir zusammen wäre und nur so tun würde, als ob, und es nur machen würde, 'damit er Ruhe gibt'.
Ich glaube sogar, dass ich sie um Verzeihung dafür bitten würde wegen der Dinge, die ich irgendwie noch nicht richtig machen kann. Und dann würde ich ganz tief in ihre Augen blicken – durch die ganze Person hindurch, dorthin, wo nur noch Frau ist, und dann würde ich sie fragen: 'Willst Du es mit mir zusammen noch einmal probieren? Ich meine, nach der Lust auf mich in Dir zu suchen? Ganz neu, und zusammen? Nur nach Deiner Lust suchen – Du musst dabei ab jetzt überhaupt nichts mehr machen – nur vielleicht ein ganz klein wenig darauf vertrauen, dass ich es ernst meine und dass ich es ertrage zu hören, was alles nicht so schön für Dich ist.'
Und dann würde ich sie bitten, mir einfach, weil es wahr ist, zu sagen worauf sie keine Lust mehr hat. Und ich würde ganz genau hinhören, was da kommt und alles was ich höre ganz fest in mir speichern – denn im Gegensatz ist ja vielleicht ihre Lust versteckt!
Und dann würde ich wieder ganz tief durch ihre Augen nach dieser wun-

derschönen Frau suchen und ihr sagen: 'Ich will keinen Sex mit Dir, ich will Dich, ich will Dich berühren, ich will Dich spüren, ich will, dass Du Lust auf diesen wunderbaren Mann hier hast! Ich will Dich nur mitnehmen dürfen in das Schönste, das unsere Körper für uns beide haben! Ich will nur Liebe mit Dir machen.'

Und ich würde ihr sagen, dass ich begriffen habe, dass es nur einen Mann in diesem Universum gibt, der es wirklich richtig machen kann! Nämlich der, der es schafft, so viel Vertrauen in der Frau zu erzeugen, dass sie sich für ihn öffnen will, und es ihm andererseits sofort anzeigt, wenn es beginnt, nicht mehr richtig für sie zu sein! Und der gelernt hat, dann auch sofort darauf zu reagieren! Ich würde sie bitten, mir ein wenig zu helfen, dieser Mann zu werden!

Ja, und dann würde ich ganz lange mit ihr reden – sie fragen nach den geheimen Träumen, die sie vielleicht noch niemandem verraten hat, sie sanft streicheln, mit ihr lachen, ihr immer wieder sagen, dass ich von ihr nur will, was sie mir gibt, weil sie es will! Und sie spüren lassen, dass ich sie will – und doch so, dass sie ganz frei bleibt, dass alles, was ich von ihr haben kann, nur das ist, was sie auch selber will!

Ich würde ihr einfach nur zeigen, dass ich da bin und sie liebe und mich mehr und mehr traue, sie in diese Liebe einzubinden – bis in ihre eigene unendliche Tiefe ..."

21. Raus aus der Stagnation!

"Ich war im Prinzip für die Männer da (Männer sagen mir ja schon deutlich, was sie wollen!) Und das war der Deal: Ich krieg' Liebe und dafür sorge ich dafür, dass er befriedigt ist. Heute werde ich richtig aggressiv, wenn er anfängt, dreimal drüber zu streicheln und denkt, jetzt müsste ich schon geil auf ihn sein."
(Gabi)

"Wenn Sie glauben, es dauert ihm zu lange, bis sie befriedigt sind, fragen Sie sich doch mal: Wie viel Zeit sind Sie wert? Drei Minuten oder sieben oder zehn ...?"
(David Schnarch)

"Heute denke ich, wenn mir als Frau langweilig ist, dann ist es langweilig, was er macht. Ich denke nicht mehr, ich hab' versagt."
(Friederike)

Während ich an diesem Buch schreibe, tauchen in meiner Praxis auffallend viele Paare auf, die genau das Thema 'Intimität' mitbringen. Oft geht es in meiner Arbeit um Kommunikation, Streit und Verhärtung im täglichen Umgang miteinander, Interessenkonflikte, Machtspiele, Auseinandersetzungen um Kinder, Geld, Haushalt usw. - zurzeit ist es überwiegend die Sexualität.

Mark und Tina - beide noch in den 30ern - sind seit 15 Jahren zusammen und seit vier Jahren verheiratet. Ein nettes, sympathisches Pärchen, noch ohne Kinder. Und ohne Sex. Sie fühlt sich als Versagerin, als kalt, schwierig und wahrscheinlich auch verklemmt. Sie weiß es nicht genau. Weiß nur, dass sie es nicht mag. Sie mag auch nicht, dass er sie berührt, streichelt, küsst. Er macht sowieso alles falsch. Sie windet sich in ihrem Körper und zieht die Schultern zusammen, wenn sie seine Annäherungsversuche beschreibt.
Er ist ein guter Junge und will sie keinesfalls bedrängen. Er sieht ein, dass er nichts richtig machen kann. Aber er fragt sich auch, warum sie nicht einfach Spaß am Sex haben kann - so wie er. Das ist doch ganz normal. Am Anfang ihrer Beziehung hatten sie noch

Spaß. Ihr hat es gereicht, auch wenn sie eigentlich nie einen Orgasmus hatte. Und wenn, dann musste er sie ganz lange streicheln, was nicht einfach war, wenn man(n) nicht in ihrer Haut steckte und wusste, wo genau, wie genau ... Irgendwann aber war auch das nur noch stressig, mühsam, frustrierend und - sie schnaubt beim Erzählen heftig - er konnte es einfach nicht richtig. "Wie auch", sagt sie selbst, "und ... es muss ja auch nicht sein." Sein Orgasmus hingegen war zuverlässig. "Eigentlich immer", sagt er und zuckt mit der Schulter. Er möchte doch einfach nur (und er möchte das wirklich!), dass sie auch Spaß daran hat. Anfangs hat sie nur ab und zu mal 'ihm zuliebe' mitgemacht. Irgendwann war es dann nur noch so. Sie fühlte sich immer seltener gut dabei. Sie fühlte sich in ihrem eigenen Körper nicht mehr wohl, seine Berührungen fühlten sich nicht gut an, und in der Konsequenz zog sie sich immer mehr von ihm zurück.
Mark fragt sich nur: Wie soll er's richtig machen? Tina's Problem heißt: Wie kommt sie aus diesem Zustand wieder raus?

Ein ähnliches Paar - nur einige Jahre älter - sind Ingrid und Richard. Sie haben sich erst spät kennengelernt, beide waren damals schon um die 40. Beide wussten schon genug von der Liebe und wie wichtig ihnen eine schöne Nähe und Intimität ist. Trotzdem passierte Ähnliches. Sie haben schon seit vielen Monaten keinen Sex mehr, obwohl sie sich sehr lieben. So stehen sie heute an einem ähnlich schwierigen Punkt.
Er hat viel Lust auf Sex, fühlt sich gut als Mann, hat genug Erfahrungen mit Frauen, um sich sicher zu sein. Auch er kann seine Sexualität grundsätzlich genießen und kommt immer zum Höhepunkt. Sie genießt das Zusammensein seit Jahren immer weniger. Diese Entwicklung zu 'weniger Sex, weil weniger Lust' kennt Ingrid schon aus früheren Beziehungen. Warum ihre Lust nachlässt, ist schwer zu sagen, es war schon immer so. Sie spürt weniger und hat nur selten einen Orgasmus. Er hat offensichtlich mehr Spaß daran. Auch hat sie ihm zuliebe öfter 'zur Verfügung gestanden' - wahrscheinlich öfter, als es gut für sie war.

Beide Frauen fühlen sich schuldig, auch wenn sie es nicht gern zugeben. Zumindest sind sie verantwortlich für den mangelnden Sex in der Beziehung. Tina ist außerdem wütend, sie ist frustriert und sauer auf den 'unfähigen' Jungen an ihrer Seite.

Sie kann ihm doch nicht erklären, was er tun soll. Und wenn, dann funktioniert's ja trotzdem nicht. Sie vermisst den Mann, der sich sicher ist und führt. Ingrid dagegen weiß, dass die negative Entwicklung in Sachen Sex mit einem anderen Mann wahrscheinlich ähnlich verlaufen würde. Außerdem hat sie einen Mann, der sich seiner Sache eigentlich sicher ist. Aber das, was er macht, erreicht sie genauso wenig. Beide Männer glauben, dass Sex, so wie er für sie funktioniert, doch auch für die Frau funktionieren müsste. Sie wollen eine Frau befriedigen, so wie sie sich selbst befriedigen möchten. Die ganze Welt hat doch auf diese Weise Sex: Zunächst fühlen wir uns angezogen, angetörnt, haben Lust, natürlich ist Liebe dabei ..., dann die Aussicht auf guten Sex ..., allein eine nakkte Frau reicht schon als Stimulation ..., noch ein bisschen mehr Stimulation, die richtige Technik, das richtige Tempo ..., Bewegungen, die sich gut anfühlen ..., das läuft schnurstracks bis zum Höhepunkt.

Um den 'typischen' Mann in seiner Sexualität zu verstehen, müssen wir einen kurzen Blick auf seine wahrscheinlich typischen Erfahrungen in der Pubertät werfen.
In der Phase seines Lebens, in der er zum Mann wurde und seine Sexualität erforschte, musste er zwangsläufig eine Vorstellung davon entwickeln, wie 'es' mit einer Frau sein wird. Diese Vorstellung konnte sich aber nur an seinen eigenen sexuellen Empfindungen (das, was sich für ihn selber gut anfühlt) orientieren. Etwas anderes stand ihm damals nicht zur Verfügung. Da war weder eine Frau, die ihm zeigte, wie es geht, noch ein Mann, der ihm kompetent weiterhalf. Unter Umständen war er über Jahre mit seinen Gefühlen und Fantasien allein und nur auf seine Empfindungen oder auf (falsche) Informationen von Gleichaltrigen, Medien oder Pornos angewiesen.
Ein Mann lernt also in erster Linie aus dem, was er **von sich selber** kennt - das ist die Quelle für sein Basiswissen (unabhängig davon, was später noch dazu kommt) - und hofft, es funktioniert auch bei der Frau. Der Mann macht Sex und hofft, dass die Frau mitkommt.

Mark drückt das so aus: "Ich möchte doch, dass sie es **auch** genießt. Ich hätte gern, dass sie auch einen Orgasmus hat." Ich schlage ihm vor, zunächst einmal das 'Auch' wegzulassen.

Die Frauen in unserem Paarcoaching haben beide das Gefühl, sie müssten es eigentlich besser hinkriegen. Sie sollten mehr Interesse und Spaß am Sex haben. Sie sollten dabei lustvoller sein und den Sex mit ihren Partnern einfach nur genießen. Sie sollten sinnlicher und erregbarer sein und zum Höhepunkt kommen. Eben so, wie der Rest der Welt, auch wenn sich mittlerweile herumgesprochen hat, dass viele Frauen nur schwer oder gar nicht zum Orgasmus kommen. Dieses Wissen hilft ihnen dabei, ihre Schwierigkeiten, einen zu kriegen, als 'normal' anzusehen. Aber es hilft ihnen leider nicht, mehr Lust auf Sex zu haben. Ich frage beide Frauen, wieso sie denken, dass sie darauf Lust haben sollten? Warum sollten Sie auf den Sex, wie sie ihn bisher erleben, Lust haben?
Beide sind erst verdutzt, dann sehen sie, dass es keinen Sinn macht, etwas zu wollen, das mehr Anstrengung als Freude macht. Im Gegenteil, es zu wollen, obwohl sie es eigentlich nicht wollen, und dann widerwillig mitzumachen, macht die Unlust verständlicherweise noch größer. Was sie aber wollen, ist 'Liebemachen', Sex mit Intimität und Leidenschaft - beide - mit ihren Männern! Das wird in unseren Gesprächen klar. Für sich selbst können beide Frauen durchaus spüren, dass sie sich tief in ihrem Körper lustvoll fühlen. (Ich glaube sogar, dass Frauen generell viel mehr Lust auf Sex haben, als es den Anschein hat - mehr, als sie selber von sich glauben wollen!) Aber ihre bisherige Erfahrung damit hält sie eher davon ab. Erst, als ihnen ihre wirkliche Sehnsucht nach körperlicher Liebe bewusst wird und sie ihren 'Film' über den bisherigen, eher 'schlechten Sex' hinter sich lassen können, kriegen beide eine Idee davon, wie sich eine **andere** Sexualität anfühlen könnte, eine Sexualität, auf die sie durchaus Lust hätten. Tina grinst ein wenig verlegen, als wir darüber sprechen. Sie hat außerdem vor kurzem mit einem anderen Mann getanzt und dabei ist ihr klar geworden, was sich gut anfühlt. Sie schaut Mark herausfordernd an. Es ist eine erste Öffnung, ein erster Schritt, ihm zu zeigen, was sie will. Sie will wieder mehr Spannung in ihrer Beziehung erleben, Sie will einen Mann, der sich was traut. Kann er dieser Mann sein? Dazu muss Tina ihr Bild von einem 'unfähigen Mark' loswerden. Das ist nicht einfach.

Unser Bild vom Partner hat sich zunehmend fest in unser Bewusstsein eingegraben. Ich habe dieses Phänomen bereits an anderer Stelle beschrieben, und Tina ist ein gutes Beispiel dafür.

So, wie wir den geliebten Menschen am Anfang durch eine rosarote Brille hindurch gesehen haben, so sehen wir unseren Partner im Laufe der Zeit immer weniger 'rosa' und dafür immer 'starrer' – eben so, wie wir ihn sehen wollen, aber nicht wollen, dass er ist. Einen Großteil unseres Bildes machen dabei die Fehler des Partners aus. Das nämlich, was wir an dem Anderen 'bekämpfen'. Unser Bild hat selten mit dem eigentlichen Wesen unseres Partners zu tun und leider wird es selten revidiert. Im Gegenteil, wir haben es aufgebaut und halten daran fest. Das tun viele Frauen, und genauso Männer.

Zurück zu unserem jungen Paar. Sie haben es nicht leicht, für ihn ist sie immer noch die Traumfrau, aber er sieht, dass er als Mann übervorsichtig und unsicher geworden ist. Damit sie ein neues Bild von ihm als Mann bekommen kann, muss er dieser Mann erst einmal werden und es ihr 'demonstrieren'. Und sie muss ihr altes Bild von ihm loslassen. Wie machen sie das?
Abgesehen von den Seminarinhalten kann an dieser Stelle eine Gruppe ganz hilfreich sein. Entweder er erforscht, was es in den entsprechenden Seminaren zu lernen gibt, nur für sich und sein Mann-Sein alleine. Oder sie sind gemeinsam in einer – möglichst fortlaufenden – Paargruppe und machen zum Beispiel die Erfahrung, dass ein junger, gut aussehender, sympathischer Mann (wie z. B. Mark) von anderen Frauen ganz anders gesehen wird (gesehen zu werden reicht schon, um mehr geht es nicht) als von der eigenen Frau. Auch das hilft bereits, einen neuen Blick zu bekommen. Abgesehen von den Anregungen, Impulsen und Erlebnissen, die auf sie beide als Einzelpersonen und als Paar in unseren Seminaren warten.

Ob im Seminar oder im Paarcoaching, sie lernen beide, mehr zu sich zu stehen. Nicht im egoistischen, sondern im tieferen, eigentlichen Sinne. Er möchte mehr Mann sein. Zu sich stehen und sich selbst vertrauen. Sie möchte ihm mehr zutrauen und sich führen lassen. Gleichzeitig möchte und muss sie sich selbst wichtig nehmen, ohne ihren Frust auf ihm abzuladen. Sie muss spüren und dazu stehen, was sie wirklich will. Sie will wirkliche Berührung, sie will, dass es sich gut anfühlt, dass er es kann und dass er sich dafür genau so viel Zeit nimmt, wie sie eben braucht.

An der Stelle beginnt ihr Experiment. Es wird langsam gehen, denke ich, und viele kleine Schritte erfordern. Außerdem eine Menge Offenheit und Ehrlichkeit. Mark wird mutig und risikofreudig sein müssen und mit vielleicht wenigen, aber klaren Gesten seine Präsenz zeigen – den Blick fest auf sie gerichtet. (Und das beschwichtigende Lächeln muss er weglassen.) Für beide Männer heißt dieses Experiment auch, eine neue Sexualität auszuprobieren. Mark's Aufgabe besteht darin, ganz in die Männerrolle hineinzuwachsen und seine Stärke darin zu finden. Dabei muss er den unbefangenen Jungen hinter sich lassen, der Frauen 'auch' befriedigen will. Er muss mehr wollen als das.

Richard hat gleich Feuer gefangen, die Idee sagt ihm zu. Er versteht, dass er seine Liebe und seine männliche Kraft damit ausdrückt, dass er sich ab sofort ganz auf seine Partnerin ausrichtet. Das, was er schon immer geben wollte, aber in seiner Sexualität nicht gelernt hat, kann und will er jetzt von ganzem Herzen tun. Er wusste es einfach noch nicht, sein Bild von Sex war ein ganz anderes. Er hat nun Lust bekommen, seine Frau zu gewinnen. Sie neu zu erobern und zu sich zu holen, und sie dabei ohne Druck und selbstlos genug zu lieben, weil er sie nur ganz bekommt, wenn sie sich ihm freiwillig schenkt. "Das kann ich unterschreiben", sagt er.

Ingrid weiß, dass sie sich nicht willentlich hingeben kann. Aber sie spürt jetzt auch, dass sie mehr Kontrolle darüber hat, was im Bett geschieht, als sie bisher – wenn sie sich unter Druck fühlte – zu haben glaubte. Sie spürt, dass es ihm ernst damit ist, nur das von ihr zu wollen, was sie ihm freiwillig schenkt. Sie kann sich Zeit lassen. Sie fühlt ihre Unabhängigkeit und beginnt den Freiraum wahrzunehmen, den sie als Frau braucht. Den möchte sie selbst ja auch "mit ihrem Sein, Wollen und Handeln" füllen, wie sie sagt. Das gibt ihr Luft zum Atmen. In dem gestärkten Empfinden ihrer Macht, Freiheit und Verantwortung, die sich daraus ableitet, geschieht Erstaunliches und Neues.

Ingrid ist in einer neuen Ruhe in sich selbst gelandet. Sie entspannt sich sichtlich und lächelt Richard an. Sie kann seine Liebe wieder spüren und möchte sie gerne sogar mehr spüren. Auch sie will mutig und experimentierfreudig sein und ihm die Resonanz geben, die er braucht, wenn er seine Aufmerksamkeit ganz auf sie richtet. Und vor allem will sie den inneren und äußeren Freiraum hüten, um nicht wieder in den alten Zustand des 'Unter-Druck-Seins' zu fallen.

Als ersten Schritt vereinbaren die beiden ein Verhältnis von vier zu drei Tagen in der Woche, an denen sie 'sich in Ruhe lassen' (vier Tage) und 'sich als Paar begegnen, ohne bestimmte Erwartungen aneinander zu haben' (drei Tage). Sie behält sich vor, ihn jederzeit einzuladen, wenn sie Lust dazu hat. Das gefällt ihr - und es gefällt ihm!
Das Experiment kann beginnen!

Beide Paare haben Lust darauf, das ist ein guter Anfang! Allerdings habe ich mich in meiner Einschätzung von Mark und Tina getäuscht. Als ich sie einige Wochen später wiedersehe - dieses Kapitel ist da bereits geschrieben -, bekomme ich eine unerwartete Geschichte zu hören - Fortsetzung folgt ...

22. Eine neue Qualität

"Ich finde nichts wichtiger als die männliche Führung. Ich brauche das Gefühl: Er kann das. Sonst bin ich im Wald, übernehme scheinbar die Führung, aber tatsächlich kontrolliere ich ihn. Ich will ihm zutrauen können, dass er es kann."
(Jutta)

"Eure Führung ist wichtig, damit ich mich hingeben kann."
(Gesine)

"Männlichkeit hat mit Willenskraft zu tun. Mit männlicher Kraft und Führung meine ich, dass er mich will, ganz und gar und unmittelbar. Da gibt's keine Lücke, wo ich entwischen kann."
(Constanze)

"Als Mann führe ich sie am Arm. Zum Beispiel auf einem Ball, ich führe sie durch den Festsaal, indem ich ihr den Weg bahne. Ich sorge dafür, dass sie sich bewegen und entfalten kann. Führen heißt nicht, sie am Arm schnappen und zur Bar schleppen, weil ich ein Bier will. Es ist also immer in ihrem Sinne und nicht: Jetzt bestimme ich."
(Peter)

Bewusstheit macht kreativ

Vielen Paaren haben bereits die Bilder der zwei unterschiedlichen Beziehungsmodelle geholfen. Während ich gerade auf meiner Dachterrasse auf Mallorca sitze, um dieses Kapitel zu schreiben, streitet sich unten ein deutsches Pärchen, das mit ihren zwei kleinen Kindern seit ein paar Tagen unter mir wohnt. Er schreit lauthals seine Wut heraus, sodass es in der ganzen Nachbarschaft zu hören ist, sie argumentiert zurück. Dann setzt er sich mit seinem ganzen Ärger ins (Miet-) Auto und rast davon. Die Inhalte brauchen wir gar nicht zu wissen, die Dynamik kennen wir alle. 'Kindergarten'. Und trotz besseren Wissens – wenn es läuft, ist es schwer zu bremsen. Ich denke, diese Dynamiken lassen sich kaum verhindern. Die Verstrickungen, negativen Emotionen und Reaktionen aufeinander werden immer wieder ihren 'Auftritt' haben.

(Die Gremlins kriegen ihr Futter, sagt Clinton Callahan) Schlimm finde ich eigentlich, dass wir uns und unseren Kindern gegenüber behaupten, dass wir im Recht und unsere emotionalen Auftritte in Ordnung seien. Seit Tagen verfolge ich nämlich auch das emotionale 'Herumgeschreie' der beiden kleinen Kinder. Was sie offensichtlich lernen, ist: Wenn Papa (oder Mama) das darf, darf ich es auch!
Es macht tatsächlich einen großen Unterschied. Wie wir unser Verhalten bewerten, ist wichtiger und wirksamer als die reine Tatsache, ob es uns passiert oder ob es uns nicht passiert. Und es macht einen riesigen Unterschied, ob wir schnell oder zu spät aus unserem Drama wieder aussteigen. Also, sogar noch wichtiger als unser Bemühen darum, dass uns Konflikte dieser Art nicht mehr passieren, ist die Fähigkeit, möglichst schnell wieder aus der Negativspirale rauszukommen. Das heißt, wir müssen einen konstruktiven Weg miteinander finden – mit anderen Worten, Verantwortung für unser Verhalten übernehmen. Bewusst-Sein und Verantwortung-Übernehmen sind demnach die Schlüssel im Übergang von der 'Kindergartenbeziehung' zur erwachsenen, reifen Partnerschaft. Dabei wird es uns vermutlich nicht gelingen, nur noch verantwortlich und erwachsen miteinander umzugehen. Manchmal wird beides da sein. Vielleicht sogar unser ganzes Leben lang. Aber es macht einen gewaltigen Unterschied, wenn wir es versuchen!

Eine schöne Begebenheit aus meiner jüngsten Vergangenheit gibt Dir ein Beispiel: Um den Mann, den ich liebe, an einem bestimmten Tag zu treffen, musste ich im Vorhinein einigen Organisations- und Zeitaufwand betreiben. Ich hatte zudem eine lange Fahrerei vor mir und vor lauter Zeitdruck seit dem Frühstück nichts gegessen. Gerade als ich im Auto saß, kam eine SMS, dass er zum vereinbarten Termin leider nicht kommen kann. Er konnte wirklich nicht, und er wäre gern gekommen, das wusste ich. Und trotzdem kochte meine 'emotionale Reaktion', mein Ärger, das wütende Gesicht der Furie ganz schnell hoch – wie bei den meisten von uns in solch einer Situation. Frustration, Sauer-Sein, schlechte Laune und 'Mich-zurückgesetzt-Fühlen' – ich versuchte, tief durchzuatmen. Das Erste, was ich tat, war Essen zu gehen. In ein schönes Lokal, ganz für mich allein. Es half ein wenig, aber leider nicht viel. Mein 'emotionales Grummeln' blieb.

Am nächsten Tag telefonierten wir miteinander. Mir war da schon bewusst, dass ich kein Drama aus der Sache machen wollte. Andererseits wollte ich es auch nicht einfach 'auf sich beruhen lassen'. Unser Gespräch war freundlich, aber kurz, und ich schickte ihm eine SMS hinterher: "Nein, ich mache dir keine Vorwürfe, aber: Eins musst du wissen, das braucht einen Ausgleich!" Und im Verlauf des Abends, als er mich dann fragte, hab' ich ihm den gewünschten Ausgleich gerne mitgeteilt: "Erstens: Blumen. Zweitens: einen Ersatztermin. Und drittens: eine Überraschung!" Mehr erzähl' ich darüber nicht. Aber alles, was daraus folgte, war super! Für uns beide!!
So kann sich auch ein Streit lohnen, wenn wir verantwortlich und kreativ damit umgehen. Es war eine gute Erfahrung für uns beide und erfolgreicher, wirksamer und lehrreicher als jedes emotionale Drama. Denn mein Gehirn hat mit Sicherheit einen Entwicklungsschritt gemacht an dieser Stelle.

Ein weiteres wunderbares Beispiel für neue, kreative Lösungen und Entwicklungsschritte ist das, was in der Beziehung von Mark und Tina weiter geschah. Ich hatte angenommen, dass die beiden einen langen, vielleicht mühsamen Prozess vor sich hätten, um aus ihren Ängsten, Verunsicherungen und Ressentiments auszusteigen. Schließlich waren sie schon seit 15 Jahren ein Paar und ganz jung und relativ unerfahren zusammengekommen. Als ich Tina und Mark fünf Wochen nach unserem letzten Treffen wiedersehe (es war erst unser dritter Termin), entdecke ich ein Leuchten in ihrem Gesicht und ein kleines Grinsen dahinter. Ich frage die beiden, was dieses Grinsen bedeutet und was sie mir seit dem letzten Mal zu berichten haben. Und das ist, was beide mir dazu erzählen: Mark war in dieser Woche zu Hause, während Tina bei ihrer Arbeit im Büro saß. Da bekam sie eine Mail, die sie nicht auf Anhieb verstand: "Hast du Lust auf ein außereheliches Abenteuer?" Aber der Absender war anscheinend ihr eigener Mann. Sie zog eine Kollegin zurate, ob es sein könnte, dass jemand seine E-Mail Adresse benutzte, aber die Nachricht musste von ihm kommen. "Dann schick' eine SMS an deinen Mann, dass du heute später nach Hause kommst, und sorge dafür, dass er aus dem Haus ist", hieß es weiter in seiner Mail. Tina war zögerlich, traute sich aber doch, schickte die SMS an ihren Mann und schlug ihm vor, dass er doch am Abend ins Fitness-Center gehen könne.

Das war also geklärt, dann kam die nächste ominöse e-Mail. Er forderte sie auf, in ihre Sporttasche zu schauen (die hatte sie ins Büro mitgenommen) und anzuziehen, was sie darin finden würde. Es dauerte eine Weile, bis sie – ganz weit unten – die schönen Dessous ihrer Hochzeitsnacht fand. Tina wurde ein bisschen aufgeregt. Außerdem, hieß es in der Nachricht weiter, solle sie ihm eine kurze Mail schicken, wenn sie das Büro verlässt, und, wenn sie zu Hause angekommen sei, auf direktem Weg ins Arbeitszimmer gehen. Tina wusste nicht, was sie dort erwarten würde und war inzwischen ziemlich gespannt. Zu Hause im Arbeitszimmer – sie war seinen Anweisungen gefolgt – fand sie eine Augenbinde vor, die sie tragen sollte. Wenn sie bereit wäre, solle sie dreimal an die Tür klopfen. Jetzt war sie **richtig** aufgeregt! "Es war richtig spannend", erzählt sie. Er hatte sich sogar, um sie zu verwirren, ein ihr unbekanntes After Shave zugelegt. Er fühlte sich neu und fremd an. Vor allem war er mutig, er hatte alles inszeniert und den Abend in die Hand genommen. Sie war überwältigt.

Auf meine Nachfrage sagt Mark: "Sie haben mir gesagt, ich soll Verantwortung übernehmen. Das habe ich getan. Und Tina hat sich einen Mann gewünscht, der sie überrascht. Einen, der sich was traut. Ich wusste, dass ich dieser Mann sein kann. Und vor allem **wollte** ich es sein. Deswegen hab ich das Ganze in die Hand genommen und muss zugeben, ich hatte viel Spaß dabei." Vor allem, sich all das auszudenken, hätte ihm Spaß gemacht. Es war ein völlig neues Experiment für beide. Und auch, wenn bei der 'Durchführung' nicht alles reibungslos klappte, haben sich **beide** davon nicht irritieren lassen. Das und die Tatsache, dass die neue Lust und Offenheit zwischen ihnen anhielt – wenige Tage später suchte sie erneut seine körperliche Nähe und signalisierte ihre Lust auf Sex mit ihm –, zeigte ihnen, dass sie diese Energie selbst kreieren und halten können. (Wenn ich ehrlich bin, hatte ich ihm ein so mutiges und kreatives Handeln nicht zugetraut. Aber er sich schon! Und das war das Wichtige.)
Als ich Tina anschaue und ihr freches, aber auch zurückgehaltenes Lächeln bemerke, frage ich sie, ob es ihr gefallen habe. Sie stimmt zu, aber ich habe den Eindruck, dass sie selbst noch gar nicht ganz dazu steht. Es ist wichtig, dass sie sich selbst eingesteht und auch laut äußert, wie sehr es ihr gefallen hat. Das Ziel hierbei ist nicht, Mark ein Feedback zu geben, sondern eine Manifestation für sie

selbst zu schaffen, sich selbst und ihm zu sagen: "Ja, ich bin eine Frau, die eine schöne, lebendige Sexualität erleben will. Dafür bin ich zu haben. Ich will tollen Sex und ich will mehr davon." Das hat Kraft und Wirkung. Und es ist zudem eine Einladung an Mark.

Er hält den Raum

Tina's Wunsch und Einladung an Mark bezog sich nun nicht auf eine spezielle Form der Inszenierung, ein bestimmtes sexuelles Spiel, sondern auf jede Art der Begegnung, in der Mark als Mann präsent, mutig und selbstbewusst war und beim gemeinsamen 'Tanz' die Führung übernahm. Auch wenn im Sex genauso gut die Frau initiieren und führen kann, will ich anhand dieser Geschichte noch einmal auf die tiefere Dynamik zwischen Mann und Frau zurückkommen. Da geschah nämlich etwas auf einer anderen Ebene. Etwas, das die Lust und Intimität zwischen den beiden in eine neue Dimension gebracht hat. Ich möchte das in einem dritten Bild darstellen, welches sich als sehr hilfreich in meiner Arbeit erwiesen hat. Die Grundstruktur in Bild 1 und Bild 3 habe ich von Clinton Callahan übernommen und zusammen mit Charly Doser zu einem dreiteiligen Modell weiterentwickelt. In diesem Bild lässt sich ein drittes energetisches Geschehen in Beziehungen deutlich machen, das sich bereits in allen meinen Beispielen von tiefen Veränderungen in Paarbeziehungen wiederfindet und (mit-) verantwortlich ist für die Veränderung und somit grundlegend wirksam.

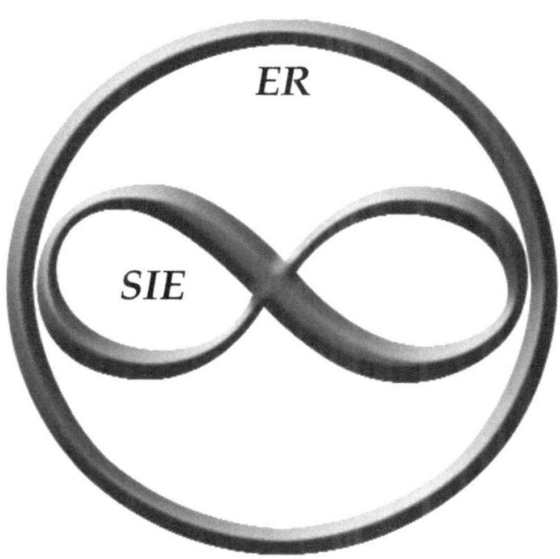

In diesem Bild könnte man sagen, 'vergrößert' sich der Mann, indem er seine Aufgabe übernimmt. Ich habe das im Kapitel 17 beschrieben. Der Mann braucht seine männliche Kraft, Willensstärke und ganze Präsenz für diese Aufgabe, denn was er tut, tut er für die Frau. Seine Absicht ist darauf ausgerichtet, der Frau den Raum zu geben, sich ganz frei, entspannt und losgelöst in ihrer Energie zu bewegen. (Was nicht wortwörtlich gemeint ist, in dem Sinne, dass sie 'oben' sein soll und sich sexuell bewegt.) Es ist, wie bereits beschrieben, seine innere Haltung, die sich äußerlich manifestiert, indem er ganz bei ihr ist und die Verantwortung dafür übernimmt, dass etwas geschehen kann. Er hat gelernt, den Focus seiner Aufmerksamkeit auf sie zurichten, ohne sie zu bedrängen. Er 'hält den Raum für sie'.

Das hat Mark getan, indem er die Initiative ergriff, für den Rahmen sorgte, indem er sich also überlegte, was ihr gefallen würde, sie dann an die Hand nahm und die Führung übernahm sowie weiterhin darauf achtete, wie es ihr ging. Und er fühlte sich gut dabei! Das heißt nicht, dass es ihm andersherum nicht gefallen hätte – oder auch ihr. Wie gesagt, auch Frauen können die Initiative ergreifen und eine Situation gestalten, auch das ist reizvoll. Aber wenn der Mann diese Aufgabe und die Führung übernimmt, für sie sorgt und ihr weiterhin seine Aufmerksamkeit schenkt, geschieht etwas sehr Archaisches oder Archetypisches. Es ist die einzige Autorität, die der Mann über die Frau hat, wie Barry Long sagt. Und Mark hat sich auf diese, für ihn neue Art als Mann gefühlt.

Sie tanzt im Raum

Die Frau ihrerseits hat die Verantwortung und Aufgabe, ihre Energie freizulassen. Sie kommt in Bewegung (energetisch gesehen), ihre Schwingung wird größer. Von einer vorsichtigen, kleinen zu einer immer größeren, weiteren, ausufernderen Amplitude.
Sie entspannt sich in die Sicherheit des Raumes und entfaltet ihr 'Frau-Sein' wie ein Schmetterling seine Flügel. Sie nimmt den Raum ein, allerdings ohne ihr Ego. Es ist nicht sie, sondern die Göttin in ihr, die 'tanzt'. Die Frau genießt es. Sie ist der Tanz. Sie fließt, sie pulsiert, sie öffnet sich und gibt sich mehr und mehr hin.

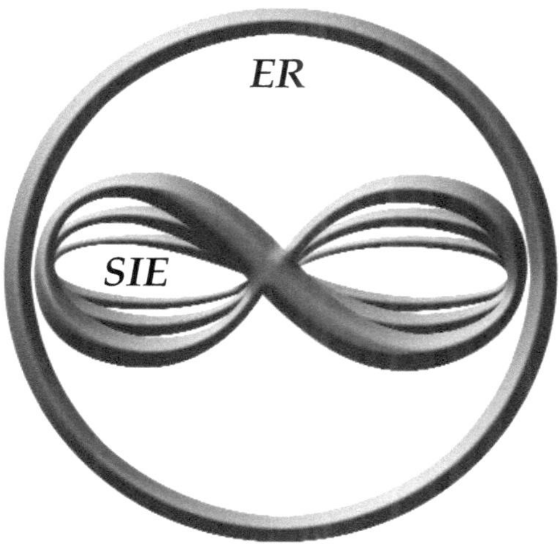

Barry Long sagt dazu, der Mann "setzt ihre göttlichen Energien frei". Das tut er, indem er den Raum hält und "selbstlos genug und liebevoll präsent ist", um ihre feinsten weiblichen Energien während des 'Liebemachens' aufzunehmen. "Für ihn sind diese der schönste Ausdruck ihrer Liebe."

Hier wirkt ein 'archetypisches Prinzip', das sich nicht wirklich als täglicher Beziehungszustand eignet. Wir können nicht in jedem Moment in dieser außergewöhnlichen Präsenz sein. Dieser Zustand wäre für die meisten von uns nicht alltagstauglich genug und würde wahrscheinlich die Fähigkeiten unserer Synapsen, die Kapazität unseres Energieniveaus überschreiten. Die meisten von uns wären nicht in der Lage, das hohe Niveau dieser Qualität zu halten. Aber wenn wir es erleben, entstehen im Alltag besondere Momente, tief verbindende und kostbare Highlights, die Ausdruck eines besonderen gemeinsamen Zustands im Zusammenspiel unserer männlichen und weiblichen Essenz sind. Sie berühren unsere Seele.

Dieses Bild hat schon vielen Paaren eine neue Perspektive und Inspiration gegeben. Wenn wir es leben können, wird ein Prinzip wirksam, das essenzieller ist als unsere sozialen und persönlichen Prägungen. Es berührt unsere tiefsten Wünsche und Sehnsüchte.

Und – das ist der eigentliche Grund, warum uns die Sexualität so anzieht – es wird besonders in tiefen, intimen Begegnungen lebendig und spürbar. Jedes Paar muss es selbst ins Leben rufen. Es wird also immer eine ganz eigene individuelle Form haben, da helfen auch keine vorgefertigten Rituale. Das ist schlichtweg unsere Aufgabe und der Grund, warum wir zusammen sind.

"Mein geliebtes Mädchen.
Ich warte schon ganz lange auf diese Einladung von Dir.
Liebe, Du weißt, dass ich nichts von Dir haben möchte, das Du (noch) nicht geben möchtest oder kannst. Das bedeutet für mich aber auch, dass ich darauf warten muss, bis es von Dir kommt. Und dass ich dies mache, das beweise ich Dir nun schon so lange, seit wir ein Paar sind.
Und ich denke auch, dass Du mich eigentlich schon so gut kennst, dass es Dir aufgefallen ist, dass genau dies, zugegeben, ein wenig meine Strategie ist, um Dich sanft immer mehr zu mir zu bringen. Liebe, das ist meine wahre Dominanz und auch meine Art der Führung. Ich habe nämlich schon vor langer Zeit erkannt, dass es in der 'Menschenführung' viel nachhaltiger ist, wenn man die Menschen immer in das Gefühl leitet, dass das, was sie gerade machen, auch das ist, was sie wollen! (Selbst dann, wenn es etwas ist, in das sie in Wahrheit hineingeleitet wurden). Um diesen Weg gehen zu können, habe ich dabei aber auch immer an mir selbst arbeiten müssen (und tue das auch heute noch), denn es bedarf einer großen inneren Sicherheit und eines Selbstvertrauens.

Nun, was ich Dir damit sagen möchte, ist, dass ich Dich immer leiten kann und immer, wenn ich es wollte, auch tat! Auch ganz besonders in unserem intimen Zusammensein!
Liebe, ich sage dies überhaupt nicht gerne, weil es sich so anfühlen könnte, als wenn ich Dich manipulieren möchte und würde. Ja, ich weiß, was ich will, und versuche auch, Dich damit zu mir zu bringen, aber ich respektiere es absolut, wenn Du einfach (vielleicht auch manchmal noch) nicht mitgehen kannst oder willst. Weil meine Priorität hier nun einmal ist, dass alles, was von Dir kommt, auch das sein soll, was Du wirklich willst!
Ich weiß, dies ist nicht gerade die lauteste Art von Führung, und manchmal wird man nicht einmal als der erkannt, der hier der wahre 'Macher' war. Aber wie gesagt, es bringt viel nachhaltigere Ergebnisse, und ich habe so eigentlich immer meine Ziele erreicht (zumindest die wichtigen).

So, Liebe, nun zu Deinen Fantasievorstellungen, dem Typen in Deinem Kopf. Dass der da ist, das weiß ich schon lange, und glaub' nicht, dass der mehr Macht besitzt oder jemals besessen hätte als ich. Denn ich habe ihn gebraucht auf meinem Weg zu Dir. Immer, wenn er Dir auch nur ein bisschen geholfen hat, hat er eigentlich nur zu dem beigetragen, was ich erreichen wollte. Und wenn er begann, zu sehr zu stören, dann habe ich das auch ganz oft bemerkt und ihn 'auf Linie' gebracht.

Also, Ja! Liebe, erzähl mir mehr von Deinen Träumen und Fantasien, denn ich will und werde alles tun, was ich kann, um Dich diese Lust erleben lassen zu können. Denn gerade darin spüre ich, wie sehr Du Dich mir öffnest und anvertraust.
Wirkliches Vertrauen können wir nicht erbringen, es geschieht von innen heraus. Entweder ich vertraue gerade – dann merke ich das gar nicht. Oder ich denke, dass ich gerade vertraue – dann kontrolliere ich aber gerade nur, ob ich vertrauen könnte. Liebe, ich bin mir ganz sicher, dass Du in unserem tieferen Zusammensein schon sehr oft nicht an Vertrauen gedacht hast – und dafür danke ich Dir sehr!
Meine Wunderbare, 'ich möchte eigentlich, dass Du so viel Einfluss und Wirkung auf mich hast, dass nur noch Du in meinem Kopf und Körper bist.' Dieser Satz hat mich tief berührt, denn genau das ist es, was ich beim Liebemachen in Dir erreichen will!
Und nochmals Danke für Deine Einladung, zusammen einen Weg dahin zu suchen!
Nun möchte ich Dir nur noch gerne eines sagen:
Seit meiner 'kleinen Erleuchtung' weiß ich, dass der Mann in mir die Heimat der Frau in Dir ist. Also Liebe, dieses 'Es ist ein Mich-Dir-Ausliefern, wenn ich Dir ganz Vertrauen soll' kann für Dich auch ein 'Heimkommen' sein ...
Natürlich ist es immer wunderschön für mich, wenn ich gerade erleben darf, wie sehr Du mir vertraust. Aber bitte mach's nicht – zumindest solange nicht, bis es einfach so von selbst geschieht. Ich glaube nämlich, dass wir erst dann wirklich bei uns angekommen sind.
Ich liebe Dich."

23. Der Herzenskrieger

"Wenn er die Augen permanent geschlossen hat, denke ich, ich könnte auch Hanna oder Martina sein."
(Christine)

"Du kannst Kritik äußern, indem Du mir sagst, wie Du es gerne hättest, wie es anders oder besser sein könnte. Sag es mir konkret und nicht nach dem Motto: Du kannst es nicht richtig. Sag es mir am besten während des laufenden Geschehens. Nach einer Woche wird es nur schlimmer, und ganz übel wird's, wenn es erst bei der Scheidung auf den Tisch kommt."
(Michael)

"Wenn ich wahrnehme, dass etwas nicht stimmt, aber es wird nicht gesagt, interpretiere ich nur. Ich möchte sicher sein, wenn ich falsch liege, dann kommt was. Ich kann mich darauf verlassen, dass sie 'Halt' sagt, wenn es nicht mehr schön ist."
(Andreas)

"Es geht nicht um Perfektion, sondern darum, dass die Spielwiese, das Abenteuer, unsere Intimität lebendig bleibt. Und dazu braucht es Begrenzungen, nämlich dort, wo es nicht mehr schön ist."
(Charly)

"Wir müssen beginnen, Euch auszuhalten! Wir sind nicht aus Zukker, aber es geht auch nicht, ohne uns zu kränken. Keiner kriegt gern eine schlechte Note! Dennoch ist mir lieber, Du traust mir zu, dass ich damit umgehen kann, statt dass es so mistig weitergeht. Und dann erzähl mir bitte, was Du Dir wünschst."
(Peter)

"Wir brauchen Eure Präsenz und Entschiedenheit. Wir kommen nicht in die Hingabe ohne Eure Entschiedenheit. ... Aber, es geht nicht darum, dass der Mann mich in seinen Orgasmus führt. Ich lasse mich gerne führen, aber sein Orgasmus darf nicht das Ziel sein, sonst fühl ich mich nicht geführt, sondern manipuliert und benutzt."
(Jutta)

Meine letzten Urlaubstage – nach all den Sommer-Seminaren – verbringe ich hier, am Es Trenc, einer der Nacktbadestrände auf Mallorca. Es geht eigentlich sehr entspannt zu ... Viele auch ältere Paare und Einzelne genießen die Sonne, die Septemberwärme und das Meer. Ich kann in aller Ruhe über die Dinge nachdenken, die mich gerade beschäftigen, wie die Frage nach den Unterschieden im weiblichen und männlichen Denken. Mir fällt dazu ein Witz ein: Ein Mann sieht eine Frau und denkt: "Was für ein Arsch!" Die Frau sieht den Mann an und denkt: "Was für ein Arsch!" In der letzten Zeit ist uns in den Seminaren öfter aufgefallen, wie unklar doch unsere Sprache ist. Es gibt Begriffe, die wir so oder so verstehen können, sie können positiv oder negativ klingen, wie der Witz so schön zeigt. Es scheint mir, dass es besonders in der Liebe solche Doppeldeutigkeiten gibt.

Da ist beispielsweise das 'Wollen' oder 'Haben-Wollen'. Viele Paare tun sich gerade damit schwer, im körperlichen Kontakt mit dem gut umzugehen, was einer will oder auch beide wollen. Nicht selten wird schließlich das 'Wollen' sogar vermieden. Wenn wir das "Wollen" aus der Perspektive von Gier, Macht oder 'Sexbesessenheit' sehen, haben wir es unter Umständen mit einer sehr unangenehmen Energie zu tun. Vor allem ist das für Frauen so, die in den meisten Fällen ein solches 'Haben-Wollen-Verhalten' von Männern als ziemlich negativ erleben, (denn es reicht von Aufdringlichkeit und Belästigung in der Öffentlichkeit bis hin zu Missbrauch und Vergewaltigung). Viele Männer wissen das und sind in dieser Frage mittlerweile verunsichert: "Darf ich sie nun haben wollen oder nicht?" Und willst Du nicht auch als Mann, dass sie Dich (haben) will? Gerade in der Sexualität willst Du doch begehrt und gewollt werden, oder nicht?
Und gerade da hören wir so oft von Frauen den Wunsch: "Ich möchte ja gern, dass er mich zärtlich berührt und umarmt, aber nicht, dass er immer mehr haben will, dass es immer zu Sex führen muss. Ich will, dass er mich mal umarmt, ohne dass er was **will**!"

Der Klassiker (und gleichzeitig die klassische Verwirrung). Gerade wir Frauen müssen an diesem Punkt lernen, klarer zu werden und auszudrücken, was genau wir in einem bestimmten Augenblick wollen und nicht wollen. Sicherlich heißt das nicht, dass wir aufhören, uns (körperlich) lieben zu wollen! Und wir wollen auch nicht, dass er uns nicht mehr will!! Denn, wenn wir lieben, richtig lieben, **wollen** wir. In der tiefen, essenziellen Liebe kann man sogar sagen: Er will sie ganz! In einer total erfüllenden Sexualität ist 'Wollen' deshalb ganz wesentlich.

Ich möchte hier noch einmal den Mann zitieren, den ich liebe. Er sagt dazu: "Wenn Du sie wirklich willst, willst Du sie ganz haben. Ganz haben kannst Du aber nur, was sie Dir freiwillig ganz geben will. Und genau das willst Du!" Dieses Wissen, dieses Ziel, nämlich körperlich absichtsvoll zu lieben, haben Männer und Frauen von heute meistens vergessen. Oder sie haben es nie gelernt. Selbst wenn der Mann möchte, dass eine Frau sich ihm ganz öffnet und hingibt, weiß er oft nicht, wie er sie dazu bringen kann. Und sie weiß es auch nicht, denn, ob sie will oder nicht, sie kann den Schalter im Kopf nicht finden, der sie über ihre inneren Grenzen bringen würde. Sie **muss** erst spüren, dass es 'richtig' ist.
Sie **muss** sich Deiner 'richtigen' Absicht und Führung als Mann anvertrauen können. Deshalb brauchst Du Dein Wollen und die Kontrolle über Dich selbst. "Wenn Du grenzenlos mit ihr sein willst, den Punkt der totalen Hingabe erreichen willst, musst Du verzichten können. Du musst ganz bei ihr sein, und Du willst erreichen, dass sie ganz bei Dir ist. Du entscheidest, was geschehen kann." Ich stimme meinem Liebsten sehr zu: "Die eigentliche Kraft im Mann zeigt sich in dem, was er geschehen lassen kann!" Echte Männer wollen und können ihr **Wollen** kontrollieren. Du hast also die Kontrolle über Dich selbst und Dein Ziel: Du willst, dass sie ganz bei Dir ist, freiwillig.

Nun wird sie Dich wahrscheinlich testen. Das ist der äußeren Frau nicht unbedingt bewusst. Denn es ist die innere Frau, die Dich testet – besonders im Bett! Willst Du sie mit einem 'egoistischen' Wollen, im Sinne von Sex, Befriedigung und Selbstbestätigung, oder willst Du **sie** ganz erreichen? Bist Du präsent oder bist Du in Deinem Film? Folgst Du nur Deiner Lust oder willst Du sie ganz finden?
Du kannst ihr Letzteres nur beweisen, indem **Du** sofort merkst, wenn sie nicht mehr bei Dir ist, wenn sie innerlich weggeht, und indem Du darauf sofort reagierst. Du übergehst nichts, machst nicht einfach stur weiter. Vielleicht änderst Du sofort Deine Bewegungen, wirst langsamer, vielleicht stoppst Du.

Aber Du bleibst da, Du erspürst sie neu, Du hältst den Raum, Du bleibst entspannt, Du lädst sie erneut ein. Ohne Druck, aber mit Deinem ganzen 'Wollen', denn Du willst nur, was sie Dir von sich aus geben kann. Dass Du so wachsam auf sie reagierst, ist der Beweis, ohne den sich die Frau niemals ganz geben kann. Deine Absicht und Entschiedenheit dürfen nicht aus Deinem männlichen Ego kommen ... Und was sagt der Mann in meinem Bett dazu? "Ich will nichts, außer dass ich alles will!"

Jochen und Anne führen eine Beziehung, in der er der Macher ist, ein attraktiver, willensstarker Mann und redegewandter Partner. Sie ist eine kluge, stillere Frau, die sich der Herausforderung seiner starken Persönlichkeit durchaus bewusst ist. Ihre Stärke ist weniger sichtbar, aber durchaus da und hinter sanfter Unnachgiebigkeit manchmal auch deutlich spürbar. Sie haben gerne Sex miteinander. Es ist meistens schön, oft leidenschaftlich - und doch gibt es etwas, das Anne sich im tiefsten Inneren noch wünscht. Sie möchte sich ganz hingeben. Sie möchte ganz die Frau sein, die sie in sich spürt. Sie will mehr "Raum für das Weibliche", sagt sie. Aber auf eine gewisse Art steht seine Potenz dem im Wege.

Als die beiden zu meinen Seminaren kommen, habe ich den Eindruck, Jochen beschäftige sich so sehr mit seiner Potenz, seinen Empfindungen und seiner männlichen Kraft, dass er seine Partnerin nicht ganz wahrnehmen kann. Er gibt sich als ein Mann, der in erster Linie sich selbst spürt - auch in sexueller Hinsicht. Es ist nichts verkehrt daran, den eigenen Körper und seine Empfindungen intensiv wahrzunehmen. Er scheint jedoch beinahe den ganzen Fokus seiner Aufmerksamkeit auf seine **eigene** sexuelle Energie zu richten - sie scheint sein ganzer Stolz zu sein. Es gehört schon eine Menge Ehrlichkeit und Selbstreflexion dazu, folgenden Kommentar im Seminar loszulassen: "Als meine Freundin zu mir sagte: 'Du trägst Deinen Schwanz wie eine Monstranz vor Dir her', habe ich erst gemerkt, wie selbstverliebt ich in meine Männlichkeit war. Da wurde mir klar, ich will raus aus dem Spiegelkabinett." Das war ein mutiger Schritt, der noch viele weitere Schritte erforderte.
Ein Mann, der sich bewusst mit seiner Kraft und Ehrlichkeit für die Liebe zu seiner Frau einsetzt, das hat etwas! Es ist, als würde sich sein Blick langsam öffnen ... und weicher werden.

Tatsächlich hat sich Jochen's Herz geöffnet, sodass die Liebe für seine bezaubernde Partnerin plötzlich ganz spürbar wird für uns. Er beginnt, sie zu sehen und sich von ihrem Wesen berühren zu lassen. Er fühlt seine Sehnsucht, dieser Frau ganz nahe zu sein. Es wird ihm deutlich, was es von ihm fordert - ich kann es an seinem Gesicht ablesen - er sieht die ganze Aufgabe vor sich liegen. Vor allem wird er seine Herzenskraft, sein Engagement und seine Aufmerksamkeit brauchen, damit es ihm gelingt. Vor uns steht ein Mann - ein Herzenskrieger.

Ein anderer Mann formulierte erst kürzlich die drei Stufen der männlichen Entwicklung folgendermaßen: Zunächst - gemäß seiner Erziehung - soll er der 'starke Mann' sein (ein Indianer kennt keinen Schmerz), dann lernt er weiter und wird zum 'Frauenversteher' (der derzeitige Trend unserer Gesellschaft), und wenn er damit gescheitert ist, hat er die Chance, zum wahren 'Herzenskrieger' zu werden.

Nach einer erheblichen Menge Frust und Wut auf die Frauen steht Jochen an der Schwelle zu diesem Krieger seines Herzens. Es wird noch ein längerer Weg sein, aber ich habe ihn schon viele Schritte machen sehen. Immer wieder öffnet er sein Herz und seine Augen für sie, seine Frau. Mit dieser Offenheit und mit seiner Präsenz und Aufmerksamkeit fängt er an, den 'Raum' für sie aufzubauen. Er beginnt, sie wirklich wahrzunehmen, sie tiefer zu spüren. Er weiß, dass er sein männliches 'Ego' draußen vor der Tür lassen muss, um das 'Wesen Frau' in Anne zu erreichen. Er muss seine Empfindungsfähigkeit, sein 'Suchen' auf sie richten, nicht primär auf seine eigenen großartigen Gefühle und Energieströme.
Dabei lernt er auch, ihr wirklich zuzuhören. Sie darf ihm sagen, wie er in ihr wirkt, ohne dass er empfindlich oder beleidigt reagiert. Er will es immer mehr wissen, wie sie sich in jedem Moment ihres Zusammenseins fühlt. So hat er begonnen, sie danach zu fragen, ohne sich von ihren Antworten gekränkt oder kritisiert zu fühlen. Sich für ihr Feedback zu öffnen, ist vielleicht der größte Schritt über sein Ego hinaus. Aber genau das möchte er. Er will hören und spüren, was sie erreicht und was nicht. Es fällt ihm bestimmt nicht immer leicht, doch es ist genau dieses 'Bei-ihr-Sein', das sie sich nicht nur wünscht, sondern auch braucht, um als Frau aufzublühen.

Seine Kraft und sein Selbstbewusstsein in Verbindung mit Liebe und Achtsamkeit für sie sind diese unwiderstehliche Kombination! Anne weiß das, und dennoch kann sie es nicht von ihm fordern. Sie kann nur einen gewissen Teil der Schritte zu ihrer Hingabe selbst leisten, sie kann nur einen Teil des Weges alleine gehen. Auch wenn sie - wie viele Frauen - zunächst nach ihren eigenen Blockaden und Verhärtungen sucht, wird sie dort letztlich nicht die Antwort finden. Wie wir bereits gesehen haben, gilt auch hier ein wesentliches Prinzip: Erst, wenn der Mann 'gelernt' hat, körperlich zu lieben, kann er die Tiefe in der Frau erreichen, kann sie sich ihm wirklich hingeben. Sein Mut hilft ihr, zu vertrauen, und sein richtiges 'Wollen' entzündet sie. Seine Präsenz trägt sie, und seine Geduld hilft ihr, sich ganz zu entspannen.

Und sie - die Frau? Ihre Wärme, ihr Lächeln, ihr weiblicher Duft ermutigen ihn. Ihre Resonanz zeigt ihm den Weg, ihr Verständnis setzt ihn frei, ihr Zutrauen erlaubt ihm alles und ihre Hingabe ist die größte Belohnung. Auf der psychologischen Ebene weiß ich genau, dass wir diese Qualitäten zunächst oder in erster Linie in uns selbst entwickeln müssen. Es liegt an ihm selbst, mutig zu sein und sich richtig zu fühlen. Es ist ihr eigener Entwicklungsprozess, zu lernen, ihm bzw. dem 'Mann an sich' zu vertrauen. Offenheit, Authentizität, Selbstvertrauen, Ausrichtung auf das Wesentliche - wir haben bereits davon gesprochen - wachsen auf dem Weg persönlicher Reifung in uns selbst, wenn wir es ausreichend wollen.

Auf der tieferen, essenzielleren Ebene jedoch geht es um unsere Wirkung aufeinander und das, was Mann und Frau einander geben können. Wir müssen nicht schon 'fertig entwickelt' sein, um das zu tun. Was wir bei dem Anderen bewirken, unser Einfluss als Mann auf das Weibliche und als Frau auf den Mann, ist das Tiefste, was wir einander schenken und damit im Wesen des Anderen bestärken können. Wir dienen einander! Wenn Bert Hellinger - Begründer der systemischen Arbeit des 'Familienstellens' - sagt, dass der Mann die Frau zur Frau macht, die Frau den Mann zum Mann macht, trifft es exakt diese Wahrheit.

Sie traut es ihm zu

Es bestärkt seinen Mut und seine Selbstsicherheit, dass er der 'Richtige' ist, dass sie es ihm zutraut. Seine Sicherheit und Präsenz, sein 'Wollen' und seine Einfühlsamkeit bewirken in ihr, dass sie sich öffnet und sich hingibt. Er gewinnt ihr Zutrauen! Tatsächlich muss sie ihm zutrauen, dass er es 'kann'. Sie braucht das, damit sie ihr eigenes Vertrauen in ihn setzen kann. Das ist für viele, wenn nicht sogar die meisten Frauen heute die Krux: Ihre Hingabe und ihr Zutrauen, dass er sie erreichen und sogar führen kann, gehören zusammen. Aber viele Frauen haben das Vertrauen in den Mann verloren – vielleicht nie gehabt? Deshalb trauen sie ihm eben auch nichts mehr zu …

Caroline und Klaus-Peter sind seit gut zehn Jahren ein Paar, und sie tun sich an dieser Stelle sehr schwer. Sie sagt, sie kann sich ihm nicht anvertrauen und die Kontrolle nicht loslassen. Ich weiß, dass sie schon jede Menge Therapien gemacht und an ihren 'Blockaden' gearbeitet hat: Körpertherapie, Arbeit mit inneren Anteilen, systemische Aufstellungen und vieles mehr. Das Grundgefühl ist jedoch geblieben. Sie versichert, dass ihr Partner sehr einfühlsam, liebevoll und rücksichtsvoll ist, aber sie spürt, dass er sie will, und dagegen sträubt sie sich. In einer Frauenrunde wird Caroline klar, wie gerne sie möchte, dass er sie erreichen kann, aber ... "Du traust ihm nicht zu, dass er es kann, stimmt's?", frage ich sie. Sie nickt. Das trifft den Punkt ganz gut. Es hat, sagt sie, auch damit zu tun, dass sie viel mehr Erfahrung mit Sex hat als er. Aber die Erfahrungen helfen ihr nicht weiter, im Gegenteil, sie haben eher gezeigt, dass man sich Männern nicht körperlich anvertrauen kann. Ich bleibe dran an dieser Spur: "Willst Du's ihm zutrauen? Willst Du Deinem Mann zutrauen, dass er Dich erreicht? Dass er es kann?" Sie ist ein wenig überrascht von der Möglichkeit, aber sie gefällt ihr.

Noch besser allerdings ist die Erfahrung, die sie wenig später mit Klaus-Peter zusammen im Bett macht – "eine der schönsten bisher", erzählt sie uns beim nächsten Treffen. Ob sie die Qualität halten und ausbauen können, hängt nun sehr davon ab, ob er sich ihres Zutrauens 'würdig' erweist. Ob er sicherer wird und die Kontrolle bzw. Verantwortung so weit übernimmt, dass sie sich ihm anvertrauen kann. Und ob sie ihn weiterhin als den Mann sehen kann, der sie - auch - sexuell erreicht. Ich vermute, dass es dafür noch einige Schritte von ihrer und von seiner Seite braucht.

Als ich das Paar ein paar Monate später wiedersehe, bestätigt sich diese Vermutung. Es gibt weitere Höhen und Tiefen, und die Krise ist noch nicht überwunden. Sex wird noch immer eher vermieden. Klaus-Peter hat den Erwartungsdruck an seine Frau herausgenommen, er versteht inzwischen viel besser, wie es ihr geht, aber nun ist er verzweifelt, dass nach wie vor fast nichts zwischen ihnen läuft. Die Krise spitzt sich erneut zu.
Nach meiner Erfahrung liegen in solchen Momenten die größten Chancen. Bessere Chancen jedenfalls, als wenn alles nur halb lebendig funktioniert. Die Krise macht sie wach und mutig.

Caroline ist verzweifelt und wütend. In einem Gespräch mit mir frage ich sie, was sie so wütend macht.
Sie sagt es frei heraus: "Er will immer in mich rein, und es tut weh! Und dann muss ich doch die Kontrolle wieder übernehmen und aufpassen, damit es nicht wehtut."
Dann ist das Zutrauen in ihn auch wieder hin, denke ich bei mir. Wir kommen in einen tieferen Dialog darüber:
"Tut es immer weh?" frage ich. "Nein, nicht immer", sagt sie. "Es ist schon manchmal ganz anders, dann, wenn ich feucht bin."
Ich frage weiter: "Es gab also schon Momente, wo du erregt und feucht warst und es richtig schön war, wenn er in dir war?" Heftiges Nicken. Wir wissen beide, dass es so ist.
"Wüsstest du, was dich erregt?" frage ich nach. "Ja", sagt sie mit fester Stimme, "aber er denkt, es muss so reichen, wie er es macht."

Das ist eine Unterstellung, denke ich. Aber ich frage mich auch, ob die beiden überhaupt darüber sprechen. Also hake ich nach: "Weiß er denn, was dich anmachen würde?"
Caroline's Antwort bringt nun mehr Licht in die Sache: "Ich glaube, ich habe es mal angedeutet, aber er hat wenig darauf reagiert. Ich denke auch, dass er sich sonst, weil er weniger Erfahrung hat als ich, kritisiert fühlt, wenn ich darauf beharre, dass ich was anderes will."
Das ist es. "Du traust ihm also auch wenig zu, mit Deinen Wünschen und Fantasien umgehen zu können?", schlussfolgere ich. Sie nickt wieder. Sie hat verstanden.

Wie soll Klaus-Peter wissen können, wie er sie erreichen kann? Wie soll er der 'Richtige' sein, wenn sie ihm nicht zumutet, ihre Wünschen zu kennen, und nicht zutraut, ihnen zu entsprechen?

An diesem Punkt wird Caroline mutiger. Sie will jetzt herausfinden, was er von ihren Wünschen, Fantasien, Sehnsüchten hält. Ob er sie überhaupt hören will?
Im nächsten gemeinsamen Gespräch - wir sitzen zu viert zusammen - fragt Caroline ihren Mann ganz direkt: "Willst du wissen, was mich anmacht?" Klaus-Peter grinst sie locker an: "Klar will ich das. Und ich will es auch mit dir ausprobieren!" In dem Moment wird er wieder zu dem Mann, dem sie vertraut. Sie lächelt ihn an, noch etwas verlegen, aber selig. Es geht weiter!

24. Das weibliche Tor

"In der Sexualität kann ich Dir meine Liebe deutlich machen, genau da kann ich sie Dir beweisen!"
(Charly)

"Ich kann mich öffnen, wenn Du langsam bist, in meinem Tempo. Ich möchte, dass Du nicht zu schnell in den direkten Kontakt zwischen Penis und Vagina gehst. Ich kann mich entspannen, wenn ich spüre, dass Du geduldig bist und bei mir bleibst. Und wenn Du wahrnimmst, wie es mir geht. Ich brauche Dein Bei-mir-Sein, bei meinem Tempo, bei meinem Rhythmus, damit ich mich hingeben kann. Ich drifte ab, wenn ich mich nicht spüre oder wenn ich Dich nicht spüre, weil Du nicht präsent bist."
(Jessica)

Wie Du sie berührst ...

In der einschlägigen Literatur wird uns der männliche Held stets als wahnsinnig attraktiv präsentiert. Die Frau 'leckt sich alle Finger nach ihm' und kann 'kaum die Hände von ihm lassen'. Entspringt das nun einer weiblichen oder männlichen Fantasie? Klar, ein hübscher Körper gefällt uns, aber hat er wirklich eine dermaßen alle Sinne benebelnde, aphrodisierende Wirkung auf uns? Bis auf sehr wenige Ausnahmen bewegen sich doch die meisten Männer, denen wir begegnen, im durchschnittlichen Mittelfeld und machen als Mann nicht unbedingt diesen erotischen Eindruck auf uns, wenn wir sie anschauen. Frauen dagegen schon. Viele auch durchschnittliche Frauen haben hundertmal mehr erotische, sinnliche Ausstrahlung als Männer. Sorry, Männer, aber ich denke, Ihr wisst es. Deswegen reagiert Ihr ja so auf die Frauen. Ihr Körper, ihre Bewegungen, ihre Anmut, ihre Haut ... Und wie sie sich erst anfühlt! Samtig-weich, glatt, mit sinnlichen Kurven und Mulden ... Und oft riecht sie auch noch richtig gut! Eben nach purer Weiblichkeit. Kein Wunder, dass sie – das 'Female' – Euch Männer anzieht.

Wir haben bereits davon gesprochen. Ihr Männer liebt es, eine Frau zu berühren, im Arm zu halten, zu spüren und zu lieben.

Dabei tut Ihr – einfach gesagt – das, was Euch selbst dabei gefällt. Das heißt, Ihr berührt sie so, wie es sich für **Euch** gut anfühlt. Ihr folgt in Euren Berührungen und Bewegungen Eurem eigenen Empfinden, wie schön sich ihre Haut anfühlt, in welche Kurven und Täler Eure Hände gerne wandern möchten, was **Ihr** riechen, schmecken, fühlen wollt. Die Betonung liegt auf '**Ihr**', denn **Euch** macht es an! Für Euch reicht eben, dass sie sich so gut anfühlt, um erotisiert zu werden! Aber für uns? Das eine ist, für die Frau reicht der männliche Körper als solcher meistens nicht aus, um sich angetörnt zu fühlen. Warum? Weil er häufig weder so erotisch aussieht noch sich so erotisierend anfühlt, wie Ihr es mit dem Körper einer Frau erlebt. Außerdem bedeutet Euer Empfinden dessen, was 'sich gut anfühlt, wenn ich sie berühre' nicht unbedingt, dass sich das, was Ihr da tut, auch für **sie** gut anfühlt. Ihr nehmt Eure Empfindung wahr und seid manchmal völlig darin eingetaucht, aber nicht ihre.
Wir haben es bereits in der Geschichte von Jochen und Anne angesprochen. Ein guter Liebhaber sucht und spürt die Reaktionen seiner Frau. Er kennt sein Ziel und weiß, dass der Weg nur über sie geht. Das heißt, wenn er sie wirklich ganz haben will, muss er sie dazu bringen, ihm alles zu geben. Dazu muss er **sie** spüren, nicht in erster Linie sich selbst. In anderen Worten, er lernt sie kennen und wartet, was ihr Körper ihm erzählt. Er lässt ihr Zeit, auf ihn zu reagieren. Er weicht zurück oder wird behutsamer, wenn er ihren Widerstand spürt. Aber er bleibt da, ganz präsent, ganz bei ihr. Und er folgt dem Verlauf ihrer Erregung, als würde er ihr Niveau konstant begleiten und (bildhaft gesprochen) mit seinen Händen unterstützen und halten.

Die weibliche Erregungskurve

In einem meiner letzten Seminare habe ich mit den Frauen unsere Erfahrungen zu den weiblichen sexuellen Erregungsabläufen zusammengetragen. Es kann gut sein, dass eine weibliche Lustkurve mal schnurstracks von unten nach oben ansteigt und ohne große Verzögerungen im Orgasmus landet. Das Übliche aber ist es nicht. Viele Frauen kennen und berichten, dass ihre Erregungskurven eher in Wellen als in steil ansteigenden Geraden verlaufen. Es gibt immer mal wieder Täler, Phasen, in denen die Lust schwächer wird, stagniert oder sogar tiefer absackt, bevor sie - vielleicht - wieder ansteigt. Außerdem wissen wir, dass es (gelinde gesagt) überhaupt keine Garantie für einen Orgasmus gibt. Viele von uns haben aber die Erfahrung gemacht, dass Männer da einfacher und geradliniger funktionieren, manchmal auch zu schnell nach oben schießen und meistens kein Problem mit dem Orgasmus haben.

Er folgt ihr!

Wenn beide zusammen 'Liebe machen', mag es gerne so sein, dass der Mann führt, ähnlich wie bei einem Tanz, aber er folgt dabei ihrem energetischen Bewegungsablauf, das heißt, er bleibt mit seiner Bewegung auf ihrem Erregungsniveau. Er 'schraubt' sich nicht ohne sie höher. Er bleibt bei ihr, auf ihrem Level, den er immer wieder erspürt oder von ihr rückgemeldet bekommt. Sie kann es ihm z. B. sagen, wenn er langsamer oder schneller werden soll. Oder er nimmt es an ihren Reaktionen wahr. Er unterstützt sie mit seiner Präsenz, lädt sie immer wieder ein, sich ihm zu überlassen und sich tiefer zu öffnen. Und wenn sie in ein Tal fällt, geht er mit, um sie auch dort wieder einzufangen und zu tragen. Auf diese Weise kann sie sich ihm immer mehr anvertrauen.

Ganz wichtig für jeden Mann, der mit einer Frau in dieser intimen Nähe zusammen sein will, ist die Resonanz, die sie ihm gibt. Resonanz - das ist ein wichtiger Unterschied - bedeutet nicht Forderungen zu stellen oder Anweisungen zu geben, mit denen sie ihn kontrolliert. Das kann durchaus ein (Rollen-) Spiel sein, wenn es beide mögen. Aber viele Männer möchten nicht kontrolliert werden oder die festen Vorstellungen ihrer Partnerin erfüllen. Ein Teilnehmer hat es einmal unmissverständlich ausgedrückt: "Es ist für mich ein Lustkiller, wenn die Frau zu sehr die Führung übernimmt und ständig kontrollieren und lenken will. Wenn sie feste Vorstellungen und Forderungen hat und mir Regieanweisungen gibt, wie es sein müsste."
Resonanz dagegen ist ihre unmittelbare Reaktion auf seine Bewegungen, auf sein Tun. Sie lässt ihn wissen, **wo** sie ist und **wie** er sie erreicht, indem sie auf ihn reagiert. Eine Frau, die nur stumm-passiv daliegt und hofft, dass er ihre Gefühle errät, tut sich und ihrem Partner keinen Gefallen.

Ob in Worten, in Gesten oder Körpersignalen ..., wir Frauen sollten lernen, beim 'Liebemachen' mehr zu reden und zu zeigen, wie es uns in jedem Moment geht. Das intime Spiel braucht – wie ein Tanz oder ein Dialog – immer beide.

Yoni und Penis

Es ist also wichtig, als Frau (und auch als Mann) direkter zu reagieren und mehr miteinander zu reden. Aber es ist nicht nur die Frau selbst, auch ihre Vagina (oder Yoni – ein schöner Begriff aus dem Tantra) antwortet ihm! Am besten kann es der Mann selbst beschreiben, als rein theoretisches Konzept lässt es sich ja am allerwenigsten erklären. Was sagt also der Mann dazu. Kommunizieren die Yoni der Frau und der Penis des Mannes in der körperlichen Liebe miteinander? Und wenn ja, dann wie?

"Aus meiner Erfahrung kann ich nur – ohne Wenn und Aber – sagen: 'Ja'! Ich denke, wenn die Seele liebt, dann 'spricht' sie in unserem Körper als ein 'Fühlen'. Erkennt unser Geist, dass wir lieben, dann formuliert er daraus Worte und wünscht sich nichts mehr, als die passenden Worte vom Anderen zu hören. Und wenn wir körperlich lieben, dann sagen wir das in Form von Berührung und hören es als 'Spüren'. Genau deshalb kann ich heute erkennen, ob es bloß Sex ist, was ich gerade tue, oder bewusstes 'Liebemachen'. Berühre ich nämlich und spüre dabei nur mich selbst, und nehme ich nur wahr, wie sich meine Erregung über mein Spüren immer mehr steigert, dann ist es nur Sex. (Ja, auch Sex ist Liebe, aber ich mache letztendlich nichts anderes als Liebe mit mir selbst.)

Leider kann ich als Mann aber so nicht wahrnehmen, wie die Yoni der Frau mit mir spricht und was sie sagt. Dabei hat sie so viel Wissen der Frau in sich für den Mann, welches sie mir mitteilen möchte, weil nur sie den Weg kennt, der in die wahre Tiefe der körperlichen Liebe zwischen Mann und Frau führt ... Heute meine ich manchmal, es ist, wie wenn sie mit mir dieses 'Kalt-warm-heiß-Spiel' spielen würde. Irgendwie, als wenn sie es selbst nicht genau wüsste, wo der Weg weitergeht, aber immer ganz genau weiß, ob ich richtig bin oder nicht!?!

Ja, ich bin heute ganz sicher, dass nur der Mann die **Kraft** hat, sich selbst und die Frau in die Tiefen der Liebe zu führen, aber sie trägt den **Weg** in sich! Und nur wenn er lernt, ihre Reaktion auf seine Berührung zu spüren, kann er zusammen mit ihr diesen Weg finden.
So, und nun erst sind wir bei der Kommunikation der Yoni der Frau und dem Penis des Mannes in der körperlichen Liebe angekommen. Wenn ich sie hören kann, zeigt sie mir nämlich immer ganz deutlich, wie weit sie mich gerade in sich haben möchte – denn es ist ein mehr oder weniger deutlicher Widerstand zu spüren. Wie ein Ring, der sich vor mir zusammenzieht, was bedeutet: 'Schöner ist es, wenn Du ein wenig weiter außen bleibst', oder sich öffnet und mir sagt: 'Du darfst ruhig tiefergehen.' Ob meine Bewegungen sich für sie schön anfühlen? Da sind Stellen, wo mehr 'Reibung' ist, manchmal nur kleine Fleckchen, aber manchmal eine ganze Seite, die sich irgendwie 'trocken' anfühlt, die sagen mir, '… in diese Richtung nicht bewegen, in der anderen Richtung ist es gerade schöner' und '… sehr vorsichtig sein, sonst gehe ich von Dir weg.' Und ob ihre Lust auf mich mehr wird? Das ist so eine Art Kompression, ein Flimmern, das mich langsam umschließt und immer stärker wird, umso höher ihre Erregung steigt. Als wenn sie mich immer näher zu sich holen will – mich immer mehr haben will.

Wohl gemerkt, ich kann all' das immer erst dann wahrnehmen, wenn ich von meiner Selbstwahrnehmung wegkomme. Wenn ich in dem Mann in mir zu ruhen beginne – dann ist es, wie wenn mich meine eigene Erregung als pure Kraft langsam umschließen würde und dann immer deutlicher nichts anderes mehr will als die Frau – die pure Frau – und sich in das reine weibliche Wesen hinein ergießen lassen möchte. Ja, vielleicht irgendwie verschmelzen. Ich weiß nicht, ob ich schon jemals ganz bei der Frau sein durfte, aber ich war ganz sicher schon oft ganz nahe dran. Und da habe ich es dann erleben dürfen, dieses totale Gefühl als Mann. Einfach dieses Sein, was ich nun mal bin – Mann!"

"Hallo, geliebte Schöne.
Ich denke oft an einen sehr wertvollen Moment zurück. Es war am Morgen, Du schliefst noch, und ich lag lange wach neben Dir und habe Dich einfach nur angesehen. Dabei gingen mir tausend Gedanken durch den Kopf.
Über die Nacht davor zum Beispiel, als Du von mittelmäßigem Sex sprachst. Früher hätte mich das zutiefst getroffen, aber in diesem Moment in der Morgensonne neben Dir – es war okay. Ja, einfach nur mäßig und trotzdem nicht schlimm.
Ja, da war auch ein wenig Angst in mir und die Frage, wie Du mit unserer Situation in Zukunft zurechtkommen wirst. Dann sofort wieder diese tiefe Wärme im Herzen, und irgendwann war es so stark in mir, dass ich Dich einfach streicheln musste – sorry, Du bist dabei aufgewacht.
Liebe, ich möchte Dir damit zeigen, dass Du mir wirklich alles sagen darfst. Denn Du kannst mich nicht verletzen. Vielmehr berührt es mich in meinem tiefsten Inneren, wenn ich Dein Vertrauen erleben darf.
Liebe ist, wenn man darf! Ja, Liebe, Du darfst, aber Du musst nichts!
Es ist schön, Dich lieben zu dürfen."

25. Älter werden und 'Liebe machen'

"Meine Mutter hat jetzt, nach 40 Jahren, zum ersten Mal eine befriedigende Sexualität erlebt, nachdem das sexuelle Funktionieren bei meinem Vater nicht mehr so da war."
(Julia)

"Es gibt keinen Grund, je damit aufzuhören – so lange es schön ist!"
(Susan)

"Guter Sex ist ohne mittelmäßigen Sex nicht zu haben!"
(Ulrich Clement)

Eins muss man wissen: Es gibt keinen hervorragenden Sex ohne mittelmäßigen Sex. Wir wüssten ja nicht, dass es hervorragend ist, wenn wir nicht den Unterschied zum Mittelmäßigen kennen würden. Das Besondere würde zur Gewohnheit werden, vielleicht sogar seinen Wert verlieren. Das Wesentliche daran ist jedoch, dass Sex jedes Mal neu und anders geschieht – es ist nie gleich (und soll es auch nicht sein). Damit es nicht eingefahren oder gleichförmig wird, nehmen wir gerne auch Mittelmäßigkeit in Kauf. Es gäbe die besonderen Momente eben nicht, wenn sie ständig so besonders wären. Alles, auch Unlust oder Lust, die eben grade vergangen ist, Erektionen, die verschwinden, Unpässlichkeiten und 'Mir-ist-jetzt-einfach-nicht-danach' gehören dazu. All das ist menschlich und muss akzeptiert werden. Das lernen wir mit der Zeit, dafür sind wir erwachsen genug, und so leicht sind wir auch nicht zu erschüttern.

Vielleicht ist das ein Vorteil des Älter-Werdens. Wir wissen ziemlich genau, wie das Leben so spielt, und lassen uns nicht mehr so leicht in's Bockshorn jagen. Zumindest, wenn wir aus unseren Erfahrungen gelernt haben, stehen unsere Chancen gut, mittlerweile gelassener und ruhiger zu sein. Vielleicht trauen wir uns inzwischen auch einfach mehr: Wie lange will ich noch warten, bis ich meinem Partner meine Wünsche, Träume und lustmachenden Fantasien mitteile? Wie lange will ich warten, bis ich ihm zeige, was mich zum Orgasmus bringt? Bis ich mich traue, mich mit allem, was mich ausmacht, ihm oder ihr zu offenbaren? Das Vertrauen in meinen Partner ist mir inzwischen so viel wichtiger geworden, als dass mir meine Gedanken, Wünsche und Vorstellungen peinlich sein könnten – zumal ich sie jetzt auch viel besser verstehe. Ich begreife mich selbst viel besser, kenne mich mit mir selbst aus. Ich weiß auch, was die Konsequenzen sind, wenn ich zu lange schweige oder unklar oder beleidigt oder … bin.

Wir werden im Älter-Werden (hoffentlich) offener und mutiger und gehen immer weniger falsche Kompromisse ein. Wir kennen unseren Wert, und wir schätzen und genießen die exquisiten Stunden der Liebe vielleicht noch mehr als früher. Es heißt auch, Frauen genießen den Sex, wenn sie älter werden, grundsätzlich mehr (wenn er denn gut ist). Wir kennen unseren Körper besser und trauen uns, offensiver das 'an den Mann zu bringen', was uns guttut. Und wir wissen eben auch viel mehr darüber (hoffentlich), was gut ist und was wir wollen.

Betty Dodson zum Beispiel ist Sexualforscherin und Autorin und genießt ihre Sexualität bis heute. Sie ist über 85 Jahre alt. Ihrer Ansicht nach sind Frauen sogar orgasmischer als Männer - der weibliche Orgasmus dauert im Durchschnitt 23 Sekunden, der männliche nur sechs, sagt eine Studie – und würden Frauen ihre Sexualität nicht immer zügeln, wäre sie eine viel wildere als die der Männer. "Make time for pleasure", ist Betty Dodson's heutiges Credo. Sie weiß, wie wichtig es ist, sich genügend Zeit zu nehmen, um Sinnlichkeit und Sexualität ausgiebig zu genießen und meint, dass jede Frau in jedem Alter damit anfangen kann. Ob mit oder ohne Partner. Als Expertin weiß sie: "Ein Orgasmus braucht Zeit, manchmal eine Stunde. Geduld ist wichtig und viel Öl". Ihren eigenen besten Sex hatte sie übrigens als reife Frau, in ihren Siebzigern.

Reifere Männer wiederum haben ihre Sturm- und Drang-Phase hinter sich. Ihre sexuelle Leistungsfähigkeit, aber eben auch ihr Testosteron-Druck lässt nach. Sie sind nicht mehr so davon getrieben, werden geduldiger, entspannter, haben gelernt zu geben und wissen mehr, was in der Liebe wichtig ist. Die Erfahrung macht sie klüger und reifer und trotz (oder nach) einer eventuellen Midlife-Crisis haben manche Männer herausgefunden, was sie wirklich leben wollen. Als echte Herzenskrieger hören sie mehr auf ihr Herz bzw. haben es in Einklang mit ihrem Penis gebracht.

Also gibt es keinen Grund, je mit der sexuellen Liebe aufzuhören. Ich möchte jedes ältere Paar ermutigen: Bleibt dabei, Liebe zu machen! Egal, wie eingeschlafen, wortlos, langweilig, peinlich, ja vielleicht sogar schwierig die Sexualität geworden ist, habt wieder den Mut zu neuen Experimenten. Es ist bereits deutlich geworden, wie viel - auch schonungslose - Ehrlichkeit es dafür braucht. Doch die lohnt sich wirklich! Macht Euch nur klar, dass sich vielleicht vieles ändern muss. Der Sex hätte nicht aufgehört, wenn er vorher gut gewesen wäre. Und selbst, wenn er ganz früher mal gut genug war, muss er sich weiterentwickeln, wenn er heute - vielleicht in einer anderen Art - gut oder besser werden soll. Es gibt immer einen Weg, Eure Liebe sinnlich spürbar zu machen. Noch einmal: Habt die Bereitschaft dazu, denn die Nähe, die durch guten Sex entsteht, ist es wert! Und dann seid offen und ausdauernd und habt den Mut, es wieder neu zu tun! Denkt daran: Guter Sex kann viele Facetten haben, wenn er dabei Eure Liebe ausdrückt!

Epilog

"Meine Mutter sagt, Sex sei nicht alles. Da hat sie recht. Aber 'Liebemachen' öffnet unser Herz, löst unseren Geist und berührt unsere Seele ... und bewirkt zwischen zwei Menschen so viel."
(Iris)

Da gibt es eine kleine Geschichte, die mir mein Geliebter vor kurzem erzählte:

"Auf dem Geburtstag meiner Schwester (55) entwickelte sich wieder mal eine nette Diskussion, irgendwie gab's wohl zwischen den Mädchen und den Jungs eine kleine 'Uneinigkeit'. Jedenfalls kam Annalena (4) zu uns an den Tisch und sagte: 'Die Jungs sind alle blöd!' Einer meiner Brüder saß neben mir und fragte zurück: 'Warum heiratet ihr Mädchen dann, wenn ihr groß seid, alle einen von denen?' Ich war der Meinung: 'Ja, weil die Jungs nun halt mal mehr Geld verdienen als die Mädchen!' Darauf Annalena: 'Nein Opa, das stimmt nicht, Mädchen können auch viel Geld verdienen!' Mein Bruder: 'Dann wird es da wohl noch was anderes geben?' Darauf guckte die Kleine mit skeptischem Blick zu den Missetätern und zuckte die Schultern: 'Na, keine Ahnung, da weiß ich dann auch nicht weiter!' Mein Bruder und ich mussten schmunzeln."

Mir geht es genauso, wenn ich die Geschichte höre. Es drängt sich der Gedanke auf: Wer von uns 'Großen' weiß da schon weiter? Wie vielen von uns geht es wohl ähnlich, obwohl wir schon längst mit einem "von den Jungs" verheiratet sind? (Und das natürlich nicht, weil wir auf ihr Geld angewiesen sind). Also bleibt die Frage offen: Warum lieben wir Frauen die Männer, und warum brauchen wir sie und lassen es zu, dass sie einen so wichtigen Platz in unserem Leben einnehmen?
"Weil sie uns so wunderbar lieben können!", antworte ich da im Geiste. "Ja, genau, und weil der Sex mit ihnen so himmlisch sein kann", antwortet mein Herz, mein Kopf und mein Körper. Denn ich weiß, dass es diese Liebe gibt.

Ich habe dieses Buch geschrieben für Frauen und Männer, die Sehnsucht nach der Lust haben und lernen wollen, sich gegenseitig 'richtig' zu lieben.

Ich möchte es abschließen mit einigen Worten für einen wahren 'Herzenskrieger' - für den Mann, der mich mit Mitte 50 so tief berührt und glücklich macht! Es kam genau so, wie ich es von Anfang an gehofft (und befürchtet) hatte ... Ich kannte ihn bereits als einen sehr wachen, souveränen, fest in sich ruhenden, ruhigen und reifen Mann. Sein komplexer Geist konnte mich beeindrucken und zugegebenermaßen auch verwirren. Aber am meisten spürte ich seine Präsenz. Eine enorme Tiefe in seinen Augen.
Als wir uns näher kamen, hab' ich ihn herausgefordert, ihm gesagt, wofür ich zu haben bin und wofür nicht. Mir ging es nicht um ein Sex-Abenteuer oder ein nettes Erlebnis - ihm auch nicht. Auch war ich weder einsam noch suchte ich Bestätigung. Ich war in erster Linie neugierig.
Es stellte sich heraus, dass er mich schon länger gemocht hatte, eigentlich schon seit er mich kannte. Seine klugen Augen hatten bereits weit in mich hineingeblickt, und er hatte auch gesehen, **wie** (in welcher Verfassung) die Menschen aus meinen Seminaren kamen. Er schätzte mich zutiefst. Liebe war für ihn keine Banalität. Nach seinen ersten jugendlichen Erfahrungen hatte er nie eine oberflächliche Beziehung gehabt. Es gab in seinem Leben kein 'Spielchen-Spielen' mit der Liebe.
Was mich am meisten an ihm interessierte, war seine wache Präsenz und die innere Ruhe, die er ausstrahlte. Und - wie soll ich das beschreiben - eine gewisse Selbstlosigkeit, ein schlichtweg nicht vorhandenes Bedürfnis nach konstanter Selbstbestätigung. Ein Mann mit großer innerer Stärke und vielleicht auch einem gesunden Selbstbewusstsein, aber offensichtlich ohne egoistisch oder selbstbezogen zu sein. Im Gegenteil, ich habe selten weniger egoistisches 'kleines Selbst' bei jemandem erlebt (mich eingeschlossen). Bewusstsein statt Ego - das zog mich an. Wir kamen langsam zusammen. Ich fragte mich - und ziemlich bald auch ihn -, wie er 'Liebe machen' würde, was es für ihn bedeutete. Ich war nicht an oberflächlichem Sex interessiert ...
Was sich daraus entwickelt hat, lässt sich in diesem Buch (ab-) lesen. Und es war und ist so, wie ich es zu Anfang unseres Kennenlernens erhofft hatte.

Drei seiner wichtigsten Stärken, die den 'Himmlischen Sex' (ein anderes Wort für 'Liebemachen') mit ihm ausmachen, möchte ich hier noch einmal zusammenfassen.
Erstens: Er steht hundertprozentig zu mir. Ich weiß und spüre genau, wie viel ich ihm bedeute und dass er dazu steht. Da ist gegenseitiger Respekt für unsere Individualität und Freiheit und die jeweilige Lebenssituation.
Zweitens: Sein Ego ist nicht im Vordergrund. Im Gegenteil, sein ganzer Fokus ist darauf ausgerichtet, zu lieben. Mich und die anderen geliebten Menschen in seinem Leben. In der Sexualität ist die Wirkung dieser Selbstlosigkeit verblüffend. Und es geht ihm bestens damit.
Drittens: Er will mich ganz und tut dafür alles. Mutig, gelassen und total engagiert gibt er alles, ohne sich dabei zu verbiegen. Er weiß ganz genau, was er will ... Es ist eben viel mehr als Sex, es berührt mein Innerstes, mein 'Wesen Frau'. Ich fühle mich zutiefst geliebt und gesehen.

Ich spüre einfach, dass es stimmt, wenn er sagt: "In der körperlichen Liebe kann ich dir meine Liebe beweisen!"

Autorin

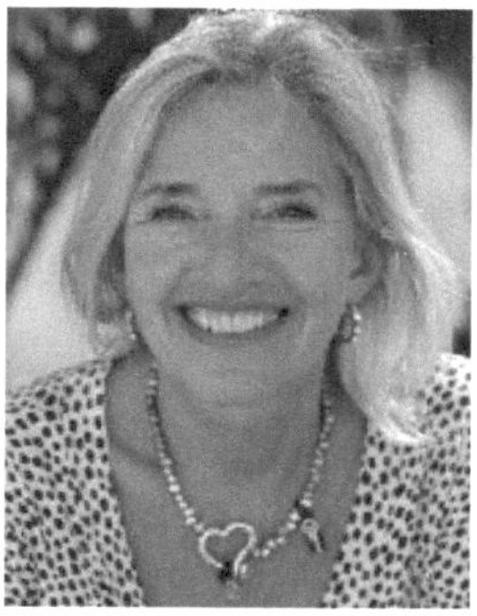

Iris von Stosch ist Psychologin und arbeitet seit gut 30 Jahren in einer eigenen Praxis bei Stuttgart. Von Beginn an liegt der ganze Schwerpunkt ihres beruflichen Engagements - ob in Seminaren, in der Einzel- oder Paarberatung - auf den Themen 'Mann-Sein', 'Frau-Sein', 'Liebe', 'Beziehung' und 'Sexualität'. Natürlich begleitet dieses Interesse auch ihren persönlichen Weg.

Nachdem sie viele Erfahrungen in ihrem Leben gemacht hat - gute und weniger gute - und wertvolle Beziehungen führte, trifft sie mit Ende 30 ihren späteren Mann. Mit ihm beginnt die Therapeutin, ihrem Seminarprojekt "Liebe leben" nicht nur einen neuen Namen, sondern auch eine neue Tiefe zu geben. Es gibt zahlreiche inspirierende Geschichten aus dieser Zeit, von denen sie in ihren Vorträgen und Seminaren erzählt. Mit ihrem Mann gemeinsam lernt sie - sozusagen hautnah - Wesentliches und Essenzielles über Beziehung und Liebe - und erlebt mit ihm eine schöne, spannende und erfüllende Ehe.

Einige Zeit nach seinem Tod 2009 tritt wieder ein Mann in ihr Leben. Diesmal hat die Beziehung einen größeren räumlichen Abstand, jeder führt sein Leben, aber gemeinsam erfahren sie eine ebenso große Intensität des Zusammenseins. Sowohl die Entwicklung als auch die Kostbarkeit dieser Partnerschaft spiegelt sich in der E-Mail-Korrespondenz, welche in diesem Buch die Inhalte Schritt für Schritt begleitet. Vor allem gewährt sie einen Blick für diese - auch universaler verstandene - Liebe, die ganz neue Dimensionen in der Sexualität offenbart.

Der Reichtum früherer Erfahrungen und Erkenntnisse über die körperliche Liebe und heutiger wertvoller Erlebnisse haben neben all den Fragen und Anliegen der vielen Menschen in ihren Seminaren die Autorin dazu bewegt, dieses berührende, erhellende, aber auch praktische Buch zu schreiben.

Literatur

1 Long, Barry; Sexuelle Liebe auf Göttliche Weise; 2004
MB Verlag, Bollschweil bei Freiburg

Long, Barry; Deine Liebe leben; 2009
MB Verlag, Bollschweil bei Freiburg

2 Callahan, Clinton; Wahre Liebe im Alltag; 2015
Next Culture Press

3 Galli, Johannes; Gibt's noch Frauen?;
erschienen in "Lebens(t)räume", Heft Juli 2015

4 Ardagh, Arjuna; Besser als Sex; 2014
CreateSpace Independent Publishing

5 Schnarch, David; Intimität und Verlangen; 2013
Klett-Cotta, Stuttgart

Schnarch, David; Die Psychologie sexueller Leidenschaft; 2014
Klett-Cotta, Stuttgart

6 Clement, Ulrich; Artikel: Erotik - eine Frage der Entscheidung;
erschienen in "Psychologie Heute", Heft Juni 2005

Clement, Ulrich; Systematische Sexualtherapie; 2004
Klett-Cotta, Stuttgart

7 Jellouschek, Hans; Achtsamkeit in der Partnerschaft; 2011
Kreuz Verlag, Freiburg

Weitere Literatur

Trobe, Krishnananda und Amana; Wenn Sex intim wird; 2008
Edition Innenwelt

Richardson, Diana; Zeit für Liebe; 2013
Innenwelt Verlag, Köln

Der Mythos von Amor & Psyche (Umschlagbild)

Psyche (altgr. Atem, Hauch, Seele), ist die jüngste Tochter eines Königs. Sie ist so schön, dass Menschen sagen, ihre Schönheit übertreffe sogar die der Liebesgöttin Venus. Darüber entzürnt, befielt Venus ihrem Sohn Amor, Psyche dazu zu bringen, sich in den schlechtesten Mann der Welt zu verlieben. Amor selbst erliegt jedoch Psyches Schönheit und bringt sie mit Hilfe des Windgottes Zephyr in ein Schloss. Venus, über den Ungehorsam ihres Sohnes verärgert, bringt Psyche dazu, sich mit der Schönheitssalbe der Proserpina einzureiben, woraufhin Psyche in einen todesähnlichen Schlaf fällt. Amor entdeckt seine Geliebte und verscheucht den Schlaf mit seinen Flügeln. Amor und Psyche heiraten, und Göttervater Jupiter macht Psyche unsterblich.

Informationen zu den Seminaren:

Liebe leben -
INSTITUT FÜR SELBST- UND BEZIEHUNGSKOMPETENZ

Filderstraße 50/1
70771 LEINFELDEN-ECHTERDINGEN

Tel. 0711-7542448
Telefonzeiten: Mo-Fr 11-13 Uhr und Mo, Mi 15-18 Uhr

e-mail: info@liebeleben.de

www.liebeleben.de